Sexueller Missbrauch

Leitfaden Kinder- und Jugendpsychotherapie
Band 21

Sexueller Missbrauch

Prof. Dr. Lutz Goldbeck, Dr. med. Marc Allroggen,
M.Sc.Psych. Annika Münzer, Dipl.-Psych. Miriam Rassenhofer,
Prof. Dr. med. Jörg M. Fegert

Herausgeber der Reihe:

Prof. Dr. Manfred Döpfner, Prof. Dr. Dr. Martin Holtmann,
Prof. Dr. Franz Petermann

Begründer der Reihe:

Manfred Döpfner, Gerd Lehmkuhl, Franz Petermann

Lutz Goldbeck
Marc Allroggen
Annika Münzer
Miriam Rassenhofer
Jörg M. Fegert

Sexueller Missbrauch

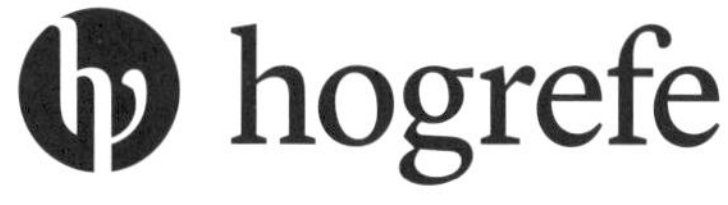

Prof. Dr. Lutz Goldbeck, geb. 1958. Seit 2001 Leiter der Sektion Psychotherapieforschung und Verhaltensmedizin an der Klinik für Kinder- und Jugendpsychiatrie/-psychotherapie des Universitätsklinikums Ulm.

Dr. med. Marc Allroggen, geb. 1972. Seit 2008 Oberarzt am Universitätsklinikum Ulm, dort Komm. Sektionsleiter Institutsambulanz und Leiter des Bereichs Forensische Kinder- und Jugendpsychiatrie/-psychotherapie.

M.Sc.Psych. Annika Münzer, geb. 1985. Seit 2012 wissenschaftliche Mitarbeiterin an der Klinik für Kinder- und Jugendpsychiatrie/-psychotherapie des Universitätsklinikums Ulm.

Dipl.-Psych. Miriam Rassenhofer, geb. 1983. Seit 2014 Leitende Psychologin an der Klinik für Kinder- und Jugendpsychiatrie/-psychotherapie des Universitätsklinikums Ulm.

Prof. Dr. med. Jörg M. Fegert, geb. 1956. Seit 2001 Ärztlicher Direktor der Abteilung für Kinder- und Jugendpsychiatrie/-psychotherapie des Universitätsklinikums Ulm.

Bibliografische Information der Deutschen Nationalbibliothek

Die Deutsche Nationalbibliothek verzeichnet diese Publikation in der Deutschen Nationalbibliografie; detaillierte bibliografische Daten sind im Internet über http://dnb.dnb.de abrufbar.

Hogrefe Verlag GmbH & Co. KG
Merkelstraße 3
37085 Göttingen
Deutschland
Tel. +49 551 999 50 0
Fax +49 551 999 50 111
verlag@hogrefe.de
www.hogrefe.de

Satz: ARThür Grafik-Design & Kunst, Weimar
Druck: Media-Print Informationstechnologie, Paderborn
Printed in Germany
Auf säurefreiem Papier gedruckt

1. Auflage 2017

(E-Book-ISBN [PDF] 978-3-8409-1680-9; E-Book-ISBN [EPUB] 978-3-8444-1680-0)
ISBN 978-3-8017-1680-6
http://doi.org/10.1026/01680-000

Einleitung: Begriffe, Grundlagen, Zielsetzung und Aufbau des Buches

Begriffe

Kaum ein Gebiet im Bereich von Beratung und Psychotherapie ist in den letzten Jahrzehnten ideologisch so stark umstritten gewesen wie der Umgang mit Missbrauchsverdacht in der Therapie und der Umgang mit Betroffenen in Beratung und Therapie. Die ursprüngliche Einführung des Begriffs sexueller Missbrauch war eine an sich falsche Übersetzung aus dem Englischen, wo „Abuse" für Misshandlung (child abuse = Kindesmisshandlung) steht. Im deutschsprachigen Gebrauch hat sich der Begriff sexueller Missbrauch eingebürgert, während wir im Zusammenhang von körperlichen Übergriffen von Misshandlung sprechen. Abweichend davon ist der Sprachgebrauch in der ICD-10-GM, also der regierungsamtlichen Fassung der ICD-10, die in den Codes T 74 alle Misshandlungsformen als Missbrauch bezeichnet. Vergleichbare Formulierungen finden sich auch in deutschen Publikationen, die den Childhood Trauma Questionnaire verwenden (z. B. Häuser et al. 2011), wo auf diese Kategorienbildung Bezug genommen wird.

Während Kavemann und Lohstöter (1999) in ihrem Buch *Väter als Täter* den Begriff sexueller Missbrauch in Deutschland populär machten und ihn auch in der häufig feministisch orientierten Beratungsszene etablierten, grenzten sich systemisch- oder familienorientierte Beratungsangebote zur damaligen Zeit meist durch den Gebrauch von Begriffen wie Inzestfamilie etc. ab (vgl. Fegert, 1991). Zentral in der Debatte war schon damals die Frage, ob es sich bei diesen Übergriffen primär um Gewaltakte in einem Gewaltverhältnis, um Sexualstraftaten oder um ein Symptom einer dysfunktionalen Familie handelt. Je nach Einstellung der Autorinnen und Autoren weist der jeweilige Sprachgebrauch auf kausale Vorstellungen zur Entstehung hin, je nachdem, ob stärker der Gewaltaspekt, die Abhängigkeit und die strukturelle Gewalt in Institutionen betont wird oder ob – wie z. B. im Zusammenhang mit der Pädophiliedebatte in der Sexualmedizin – stärker sexuelle Neigungen und Persönlichkeitsentwicklungen thematisiert werden. So gab es z. B. lange Zeit in der systemischen Analyse, vor dem Hintergrund von Homöostase-Modellen, keinen Raum für eine Machtanalyse. In der Sicht auf die sogenannte „Inzestfamilie" gab es deshalb häufig auch keine Verwendung der Begriffe „Täter" und „Opfer", sondern es wurde von Symptomträgern und der Funktionalität des Verhaltens im systemischen Zusammenhang gesprochen.

Sowohl der Täterbegriff als auch der Opferbegriff sind ebenfalls belastet und sollten reflektiert verwendet werden. In der Forschungsliteratur wird unter „perpetrator" häufig die Person beschrieben, welche den Übergriff begangen hat, unabhängig davon, ob der Übergriff nun im strafrechtlichen Sinne als Sexualstraftat eingeordnet werden kann. Sexualstraftäter („sexual offender") sind also Personen, welche im strafrechtlichen Sinne gegen entsprechende Gesetzesnormen verstoßen haben. Gerade weil falsche Beschuldigungen erhebliche Folgen haben können, halten wir es im klinischen Kontext für wichtig, wenn sich ein Kind anvertraut oder Angehörige bestimmte Beschuldigungen vorbringen, nicht im Sinne einer Vorverurteilung generell vom Täter zu sprechen, sondern von Angeschuldigten, wenn Berichte oder Stellungnahmen abgefasst werden. Denn nicht alle Personen, die verdächtigt werden, sind im strafrechtlichen Sinne tatverdächtig. Hier muss es sich schon um einen rechtlich substanziierten Vorwurf handeln. Nicht alle von der Polizei als tatverdächtig Betrachteten werden von den Staatsanwaltschaften angeklagt, und nur ein Teil der Angeklagten wird verurteilt. Gerade im Fall von Sexualstraftaten gibt es auch noch andere Aburteilungswege, bei Ersttätern häufig Verfahrenseinstellung gegen Zahlung einer Geldbuße. All dies wird in Alltagsdiskussionen, aber auch in klinischen Supervisionen häufig unter dem Begriff Täter zusammengefasst. Hier sollten sich Kinder- und Jugendlichenpsychotherapeutinnen sowie -therapeuten und alle, die sich um betroffene Kinder kümmern, um eine Präzision in der Sprache bemühen.

Auch der Opferbegriff ist schillernd und problematisch. Betroffene selbst haben argumentiert, dass sie der Opfer-Begriff auf diese passive Sicht im Sinne des Strafrechts reduziert. Der Opfer-Begriff wird im Kontext sogenannter Opferentschädigungsverfahren im sozialen Entschädigungsrecht gebraucht. Er findet sich auch in anderen juristischen Kontexten wie Täter-Opfer-Ausgleich, Opferanwalt, Opferbegleitung im Sinne von Opfer einer Straftat. Wichtig ist, dass Betroffene stets Menschen mit unterschiedlichen Potenzialen und Ressourcen sind, die durchaus nicht alleine nur auf eine Opferrolle reduziert werden möchten. Metaphern wie die zum Teil in der populärpsychologischen Literatur verbreitete „Seelenmord-Metapher" sind deshalb gefährliche Zuschreibungen. Immer wieder ist in der politischen Debatte um die Angemessenheit von Verjährungsfristen und Strafmaßen sexueller Missbrauch als „Seelenmord" bezeichnet worden. In dieser Argumentation wurde dann gefordert, da Mord auch nicht verjähre, sexuellen Missbrauch ebenfalls nicht verjähren zu lassen. Manche Betroffene haben damit argumentiert: „Wir haben auch lebenslänglich, soll der Täter doch ebenfalls lebenslänglich bekommen." Empirisch wissen wir, dass unter bestimmten Umständen betroffene Kinder und Jugendliche auch relativ resilient selbst auf massive Belastungen wie sexuellen Missbrauch reagieren können. Insofern sind solche reduktionistischen Bilder und Festschreibungen aus therapeutischer Sicht abzulehnen.

Ein weiteres sprachliches Missverständnis hat bei der Übertragung des Begriffs „Disclosure" aus dem Englischen ins Deutsche in den 1990er Jahren eine erhebliche Rolle gespielt. Unter Disclosure wird der Prozess des sich Anvertrauens, der Offenbarung, z. B. gegenüber einem Helfer, verstanden. In Deutschland wurde in den 1990er Jahren der Begriff „Aufdeckung" als Übersetzung populär. Dieser implizierte aber im Gegensatz zum englischsprachigen, ursprünglichen Begriff ein aktives, investigatives Vorgehen. Unsere Untersuchung im beraterischen und strafrechtlichen Feld in Köln und Berlin (Fegert et al., 2001) zeigte für das Ende der 1990er Jahre in den damals durchgeführten qualitativen Interviews und quantitativen Erhebungen eine ziemliche Verwirrung der verschiedenen Professionen, wo sich Strafverfolger vor allem als Helfer für die Kinder definierten, während Beratende und Behandelnde häufig über Beweissicherung, Aufdeckung usw. redeten. Besonders exponiert mit zum Teil skurrilen, suggestiven Vorschlägen zur Aufdeckungsarbeit in Gruppen hat sich der mittlerweile emeritierte Münsteraner Kinder- und Jugendpsychiater Tilmann Fürniss, der zu dieser Zeit systematisch Kurse zur „Aufdeckungsarbeit“ abgehalten hat. Er sprach von einem „Syndrom der Geheimhaltung“ (Fürniss, 1991). Die Auseinandersetzung um suggestive Methoden im Umgang mit dem von Fürniss postulierten „Syndrom der Geheimhaltung“ kulminierte in den Mainz-Wormser Prozessen und der damit verbundenen Debatte um den sogenannten „Missbrauch mit dem Missbrauch“, die letztendlich zum deutschen Sonderweg in der Glaubhaftigkeitsbegutachtung durch die Rechtsprechung des BGH in Strafsachen vom 30. Juli 1999 (1StR618/98) führte (vgl. Fegert 2001). Wir verwenden deshalb in diesem Buch und in unserer praktischen Tätigkeit den Begriff Aufdeckung nicht, sondern verwenden entweder den englischen Fachbegriff Disclosure oder sprechen von sich mitteilen oder sich offenbaren.

In der Sexualwissenschaft wird sexueller Missbrauch sehr stark unter dem Aspekt des Sexualtriebs unter fantasierten oder vollzogenen sexuellen Handlungen betrachtet, wobei es um Neigungstäter, wie Menschen mit einer Pädophilie, also einer fixierten Sexualpräferenz geht, im Unterschied zu „Gelegenheitstätern“, welche unter bestimmten Bedingungen, bei ansonsten unauffälliger sexueller Orientierung auf erwachsene Sexualpartner als Objekte, dann Kinder als Sexualobjekte wählen. Generell im Vordergrund dieser häufig auch auf die Persönlichkeitsentwicklung und die Sexualentwicklung Bezug nehmenden sexualmedizinischen Debatte ist die Betrachtung der Taten in Bezug auf die sexuelle Komponente des Übergriffs. In der soziologischen Analyse, welche von der Betrachtung von Gewalt und Geschlechterverhältnissen ausgeht, wird zur Betonung dieses zentralen Machtgefälles häufig nicht von sexueller Gewalt, sondern von sexualisierter Gewalt gesprochen, um deutlich zu machen, dass es sich um eine Form der Macht- oder Gewaltausübung handelt, welche im scheinbar sexualisierten Gewande daherkommt (vgl. Gerstendörfer, 2007). In der Verhaltensbeschreibung hat durch die frühen Arbeiten von Friedrich das Adjektiv „sexualisiert“ eine noch andere, schillernde Bedeutung. Häufig sprechen Professionelle, wie Betreuerinnen und Betreuer in Kinder- und Jugendheimen, Erzieherinnen und Erzieher sowie Lehrerinnen und Lehrer von sexualisiertem Verhalten, ohne konkrete Verhaltensbeschreibungen oder Beispiele des Gesprochenen zu geben. Es bleibt aber fast regelhaft unklar, was unter diesem scheinbaren Fachterminus zu verstehen ist. Fassten Friedrich et al. (2001, 2002) Verhaltensäußerungen und verbale Äußerungen darunter, so gehen andere Autoren wie Kellogg (2009) nur von Verhaltensweisen aus. So sind sich auch die Forschenden und Fachleute in diesem Bereich nicht einig, und es kam zu öffentlichen Debatten (z. B. Drach, Wientzen & Ricci, 2001; Friedrich, Gully & Trane, 2005). Wir empfehlen den Begriff „sexualisiertes Verhalten“ nicht zu gebrauchen, sondern Verhalten möglichst exakt zu beschreiben.

Als 2010 in der öffentlichen Debatte von „Missbrauchsskandal“ gesprochen wurde, wurde auch in der ersten Sitzung des „Runden Tisches sexueller Missbrauch“ darüber diskutiert, ob diese Bezeichnung in diesem Kontext verwendet werden sollte. Gerade Personen, die sich zum ersten Mal mit dieser Thematik befassten und auch teilweise in der Öffentlichkeit den Eindruck erweckten, in Deutschland werde nun zum ersten Mal konkret über das Problem gesprochen, brachten, ohne die historische Entwicklung zu kennen, zum Teil seltsame Vorschläge, wie z. B. von nun an auf den Begriff „sexueller Missbrauch" zu verzichten, da ja kein sexueller Gebrauch von Kindern möglich sei. Auch für die Anlaufstelle der ersten Unabhängigen Beauftragten der Bundesregierung, Dr. Christine Bergmann (vgl. Fegert et al., 2013; Rassenhofer et al., 2013) war es zunächst eine Frage, mit welchem Terminus um das Vertrauen der Betroffenen geworben werden sollte. Schnell wurde deutlich, dass sexueller Missbrauch der in den Medien, im Recht und in der Umgangssprache eingeführte Suchbegriff ist, mit dem auch Betroffene Hilfe suchen. Gerade weil es uns bei der Organisation dieser Angebote darum ging, möglichst vielen Betroffenen Gehör zu schenken, war es wichtig, nicht durch einen zu komplizierten Sprachgebrauch, der zwar vielleicht politisch korrekter die Einordnung in Diskurse ermöglicht hätte, Betroffene bei der Suche zu behindern. Dieses Vorgehen war sehr erfolgreich, und die von der Bundesregierung fortgesetzte Stelle eines Unabhängigen Beauftragten für Fragen des sexuellen Kindesmissbrauchs führt diese Bezeichnung ebenso im Namen wie der Beschluss des Bundestags 2015, eine Aufarbeitungskommission auf den Weg zu bringen. Da es auch in der Kinder- und Jugendlichenpsychotherapie darum geht, Begriffe zu verwenden, die allgemein verstanden werden, haben wir uns bei diesem Band der Reihe „Leitfaden Kinder- und Jugendpsychotherapie" entschlossen, den zu Recht vielfach kritisierten Begriff des sexuellen Missbrauchs als die etablierte Bezeichnung zu verwenden und gleichzeitig einleitend auf die komplexen Debatten zu sexualisierter Gewalt und den jeweiligen Sprachgebrauch in unterschiedlichen Kontexten hinzuweisen.

Gerade in diesem Feld ist es den Autorinnen und Autoren dieses Bandes der Leitfaden-Reihe nicht einfach gefallen, einen adäquaten Umgang mit männlichen und weiblichen Bezeichnungen zu finden. Oft empfinden auch wir das politisch korrekte Gendern in vielen Bereichen als eine unnötige Aufblähung von Texten, die eher die Verständlichkeit einschränkt. Dabei ist uns gerade in einem Kontext, wo es auch um Machtverhältnisse zwischen den Geschlechtern geht, natürlich die Debatte um geschlechtergerechte Sprache nicht gleichgültig. Kann man deshalb aber von Täterinnen und Tätern sprechen, wenn nach den meisten Untersuchungen in 80 bis 90 % der Fälle die Täter männlichen Geschlechtes sind? Wo immer möglich haben wir uns für Begriffe entschieden, die beide Geschlechter umfassen, wie Betroffene oder Angehörige der Heilberufe, Behandelnde, Studierende etc. Wenn geschlechtsspezifische Befunde berichtet werden, wird explizit auf das jeweilige Geschlecht Bezug genommen. Verwenden wir Berufsbezeichnungen, haben wir stets die weibliche Form zuerst genannt, da mittlerweile in allen hier angesprochenen Heilberufen und auch in der sozialen Arbeit die weiblichen Fachkräfte zahlenmäßig dominieren. Die Begriffe Angeschuldigte oder angeschuldigte Personen sind ebenfalls neutral. Wenn wir von Tätern oder Sexualstraftätern sprechen, haben wir in der Regel, wegen der im Kapitel 1 dargelegten, statistischen Verhältnisse, die männliche Form beibehalten und nur dann von Tätern und Täterinnen gesprochen, wenn wir diesen Aspekt, dass Täterschaft bei beiden Geschlechtern vorkommt, betonen wollten.

Grundlagen, Zielsetzung und Aufbau des Buchs

Wie in der Leitfaden-Reihe üblich, orientieren Leitlinien oder darauf basierende Handlungsempfehlungen Angehörige der psychotherapeutischen Heilberufe beim Umgang mit einer umschriebenen Problematik. In Deutschland gibt es keine aktuell geltende Leitlinie einer oder mehrerer medizinischer Fachgesellschaften zum Kinderschutz oder für die klinische Versorgung von misshandelten oder sexuell missbrauchten Kindern und Jugendlichen. Die bisherigen AWMF-Leitlinien der Pädiatrie, der Sozialpädiatrie und der Kinder- und Jugendpsychiatrie, an der die Verfasserinnen und Verfasser zum Teil mitgewirkt haben, sind veraltet. Das Bundesministerium für Gesundheit fördert derzeit die Erstellung einer Kinderschutzleitlinie unter Koordination der Arbeitsgemeinschaft Kinderschutz in der Medizin e. V. auf S3-Niveau (vgl. http://www.kinderschutzleitlinie.de). Allerdings ist mit dem Abschluss dieser Arbeiten nicht vor 2018 zu rechnen. In dieser Situation haben wir uns entschlossen, den hausinternen Standard unter Berücksichtigung internationaler Leitlinien, quasi als „Ulmer Leitlinie" hier zu veröffentlichen. Wir wissen, dass abgesehen von den psychotherapeutischen Empfehlungen sehr viele von uns formulierte Empfehlungen zum Vorgehen eher „eminenzbasiert" als evidenzbasiert sind. Dies reflektiert aber den Mangel an empirischer Forschung zum institutionellen Umgang mit sexuell missbrauchten Kindern in Deutschland. Daran ändern auch die Förderschwerpunkte des Bundesministeriums für Bildung und Forschung (BMBF), die am Runden Tisch Sexueller Kindesmissbrauch beschlossenen wurden, erst langsam etwas (vgl. Übersicht im Themenheft „Forschung zu früher Gewalt und Vernachlässigung – die aktuelle Verbundförderung des BMBF" der Zeitschrift Trauma & Gewalt, Heft 2/2015). Da die Autorinnen und Autoren dieses Bandes alle in verschiedenen vom BMBF bzw. Bundesministerium für Familie, Senioren, Frauen und Jugend (BMFSFJ) oder direkt vom unabhängigen Beauftragten für Fragen des sexueller Kindesmissbrauchs geförderten Forschungsprojekten tätig sind und die fachliche Diskussion, die politischen Entwicklungen und Weiterbildungsbemühungen seit Jahren initiativ begleiten (vgl. E-Learning „Sexueller Missbrauch von Kinder und Jugendlichen", Fegert et al., 2015) sind wir, trotz gewisser Bedenken, dem üblichen Schema gefolgt und haben auf der Basis unserer langjährigen Expertise Leitlinien für die Praxis ausformuliert. Wir weisen aber ausdrücklich darauf hin, *dass es sich nicht um in einem formalisierten Leitlinienprozess für Deutschland konsentierte Leitlinien handelt.*

In diesem klinischen Leitfaden werden Besonderheiten der klinischen Diagnostik und Intervention mit sexuell missbrauchten Kindern und Jugendlichen dargestellt und Empfehlungen für die klinische Praxis ausgesprochen. Angehörige der Heilberufe und andere Fachkräfte, die mit betroffenen Kindern und Jugendlichen arbeiten, sollen Orientierungshilfen bei der Auswahl angemessener diagnostischer und therapeutischer Strategien und Methoden erhalten. Auf entwicklungsbedingte Besonderheiten in der Arbeit mit Kindern und Jugendlichen verschiedener Altersgruppen wird dabei eingegangen. Weiterhin werden Empfehlungen für den klinischen Umgang mit sexuell übergriffigen Kindern und Jugendlichen formuliert.

Sexueller Missbrauch stellt weder eine nosologische Entität noch ein umschriebenes Syndrom dar. Daher sei ausdrücklich darauf hingewiesen, dass in der klinischen

Versorgung sexuell missbrauchter Kinder und Jugendlicher die allgemeinen Leitlinien für die Psychodiagnostik von Kindern und Jugendlichen (vgl. Band 2 zur Diagnostik in der Leitfaden-Reihe; Döpfner & Petermann, 2012) und für die ggf. vorliegenden spezifischen psychischen Störungen (vgl. die jeweiligen störungsspezifischen Leitlinien) zugrunde zu legen sind. Sexueller Missbrauch als potenziell traumatisches Ereignis stellt jedoch einen komplizierenden Risikofaktor in der klinischen Versorgung der betroffenen Kinder und Jugendlichen dar, der mit erheblichen Herausforderungen bei ihrer Diagnostik, Therapieplanung und Therapiedurchführung verbunden ist und daher einen eigenen klinischen Leitfaden rechtfertigt. Die in den folgenden Abschnitten ausgesprochenen Empfehlungen können also eine Orientierungshilfe für die klinische Arbeit mit sexuell missbrauchten und mit sexuell übergriffigen Kindern und Jugendlichen sein, Diagnostik und Interventionen sollten jedoch den störungsspezifischen Besonderheiten des Einzelfalls flexibel angepasst werden.

Nicht ausführlich behandelt werden in diesem Buch die Prinzipien der forensischen Beurteilung von Fragen im Zusammenhang mit sexuellem Missbrauch. Weder auf die Glaubhaftigkeitsbegutachtung von Opferzeugen noch auf Fragen der strafrechtlichen Beurteilung von minderjährigen oder heranwachsenden Sexualstraftätern noch auf Fragen des Opferentschädigungsrechts soll also vertieft eingegangen werden. Hierzu sei auf die einschlägige Literatur und auf die entsprechenden forensischen Leitlinien verwiesen. Im Vordergrund dieses Leitfadens stehen vielmehr klinisch relevante Fragen, insbesondere wie der Hilfe- und Therapiebedarf betroffener Kinder und Jugendlicher eingeschätzt, welche Erfolg versprechenden therapeutischen Interventionen empfohlen werden können, und was bei der Implementierung dieser Hilfen in die Versorgungspraxis zu beachten ist.

Neben klinischen Interventionen benötigen von sexuellem Missbrauch betroffene Kinder und Jugendliche und ihre Familien unter Umständen Kinder- und Jugendhilfemaßnahmen oder Unterstützung bei der Bewältigung zivil- oder strafrechtlicher Maßnahmen, die im Zusammenhang mit einem sexuellen Missbrauch stehen können. Angehörige der Heilberufe sollten daher mit dem Kinderschutzsystem und mit den rechtlichen Bedingungen im Kinderschutz vertraut sein. Wegen der besonderen Bedeutung der interdisziplinären Vernetzung und der in den letzten Jahren vom Gesetzgeber präzisierten nationalen rechtlichen Rahmenbedingungen für den Kinderschutz und für die Kooperation von Angehörigen der Heilberufe mit anderen Professionen und Institutionen (Fegert & Richter, 2015) wird der interdisziplinären Zusammenarbeit und den einschlägigen gesetzlichen Normen ein eigener Abschnitt in diesem klinischen Leitfaden gewidmet.

Grundlage für die Erarbeitung der in diesem Leitfaden ausgesprochenen Empfehlungen ist soweit wie möglich der Stand der empirischen Forschung. Mittlerweile steht eine Fülle von klinisch relevanten Ergebnissen aus der Grundlagenforschung, Epidemiologie, klinischen Studien und Versorgungsforschung zur Verfügung, auf die bei der Ausarbeitung der Leitlinien Bezug genommen wurde. Weiterhin sind in die Ausarbeitung der Empfehlungen klinische Erfahrungen aus der Versorgung sexuell missbrauchter Kinder und Jugendlicher und aus der Arbeit mit ihren Bezugspersonen und ihrem sozialen Umfeld eingeflossen.

Das Buch ist in die folgenden Abschnitte unterteilt:

1 Im ersten Kapitel wird der *Forschungsstand* zur Epidemiologie sexuellen Missbrauchs, zu Bedingungen und Folgen sexuellen Missbrauchs sowie zu Methoden der Prävention, Diagnostik und Intervention dargestellt. Hierbei werden insbesondere Ergebnisse referiert, die für die Formulierung der Leitlinien relevant sind.

2 Im zweiten Kapitel werden *Leitlinien* für folgende Bereiche formuliert: rechtlicher Rahmen und interdisziplinäre Kooperation, Prävention, Diagnostik des Therapie- und Hilfebedarfs minderjähriger Opfer und Täter, Beratung und Psychoedukation Betroffener, Indikation therapeutischer Interventionen, Prinzipien therapeutischer Intervention und Umsetzung der Therapie in die Versorgungspraxis.

3 Im dritten Kapitel werden im Zusammenhang von sexuellem Missbrauch eingesetzte *Verfahren und Methoden* für die Prävention, Diagnostik, Indikation, Therapie und Evaluation benannt und kurz beschrieben.

4 Das vierte Kapitel enthält *Materialien* für die klinische Arbeit mit sexuell missbrauchten Kindern und Jugendlichen, die bei der Umsetzung der Leitlinien in die Praxis behilflich sein können. Außerdem findet sich in diesem Kapitel eine Liste von empfehlenswerten Ressourcen und Quellen, auf die in der Praxis ebenfalls zurückgegriffen werden kann.

5 Im fünften Kapitel werden *Fallbeispiele* beschrieben, in denen die Umsetzung der Leitlinien exemplarisch am Fall sexuell missbrauchter Kinder und Jugendlicher bzw. sexuell übergriffiger Kinder und Jugendlicher verdeutlicht wird. Dabei steht die klinische Perspektive im Vordergrund. Gleichzeitig werden an diesem Fallbeispiel die Prinzipien der Kooperation mit außerklinischen Institutionen illustriert. Aus didaktischen sowie ethischen Gründen wurden die Fallbeispiele je aus mehreren verschiedenen realen Fällen konstruiert und entfremdet.

Dieser Band wird durch einen kompakten Ratgeber für Eltern, Lehrer und Erzieher (Goldbeck, Allroggen, Münzer, Rassenhofer & Fegert, 2017) ergänzt. Der Ratgeber informiert über Erscheinungsformen sexuellen Missbrauchs sowie über Präventions- und Hilfemöglichkeiten. Dieser Leitfaden ist teilweise mit Förderung durch das Bundesministerium für Bildung und Forschung in den Förderlinien Gesundheitsforschung und Pädagogische Forschung zu Kindesmisshandlung, Missbrauch und Vernachlässigung entstanden (Förder-Kennzeichen 01KR1202A, 01KR1304A, 01SR1215B, 01SR1201A).

Ulm, Sommer 2016

Lutz Goldbeck, Marc Allroggen, Annika Münzer, Miriam Rassenhofer und Jörg M. Fegert

Inhaltsverzeichnis

Anhang

1 Stand der Forschung

1.1 Definitionen

Definition sexuellen Missbrauchs

Der Begriff „sexueller Missbrauch" (aus dem Englischen, „sexual abuse") hat sich in Deutschland durchgesetzt und entspricht auch der juristischen Formulierung im Strafgesetzbuch in der Fassung aus dem Jahr 1998. Sexuelle Handlungen von Erwachsenen an Kindern (bis zur Vollendung des 14. Lebensjahres) und an Jugendlichen (bis zur Vollendung des 18. Lebensjahres) werden auch als „sexuelle Gewalt" oder „sexuelle Misshandlung" bezeichnet. Keiner dieser Begriffe ist unumstritten: So impliziere „Missbrauch" sprachlich, es gäbe einen legitimen sexuellen „Gebrauch" von Kindern und Jugendlichen (Herzig, 2010). „Sexuelle Gewalt" hingegen kann suggerieren, sexueller Missbrauch finde stets mit Gewaltanwendung statt, was jedoch nicht immer zutrifft. Entscheidend ist, dass Kinder aufgrund ihres Entwicklungsstandes nicht in der Lage sind, sexuelle Handlungen zu verstehen. Sie können diesen somit auch nicht zustimmen. Daher versteht man jegliche sexuelle Handlung als „sexuellen Missbrauch", welche durch Erwachsene oder Jugendliche an, mit oder vor einem Kind vorgenommen wird. Hierbei sind nicht nur Handlungen mit Körperkontakt (Berührungen bis hin zur oralen, analen oder vaginalen Penetration, sogenannte *Hands-on-Taten*) zu berücksichtigen, sondern auch Handlungen wie Voyeurismus, Exhibitionismus, Involvierung in die Produktion oder Präsentation pornografischen Materials (sogenannte *Hands-off-Taten*). Um eigene Bedürfnisse zu befriedigen, nutzen Täter dabei ihre eigene körperliche, psychische, kognitive oder sprachliche Überlegenheit gegenüber dem Kind aus. Dieses Machtgefälle wird in Forschungsarbeiten häufig operationalisiert, indem ein Altersabstand zwischen Betroffenen und Täter (von mindestens fünf Jahren) definiert wird. Sexuelle Übergriffe können jedoch auch von Kindern und Jugendlichen an Minderjährigen begangen werden, ohne dass ein Altersabstand von fünf Jahren vorliegt. Es gibt Hinweise darauf, dass sexuelle Gewalt unter Kindern und Jugendlichen ähnlich schädliche Konsequenzen für die Gesundheit der Betroffenen haben kann wie Übergriffe erwachsener Täter (Allen, Tellez, Wevoda, Woods & Percosky, 2014).

Die World Health Organization (WHO, 1999) definiert sexuellen Missbrauch wie folgt:

> Sexueller Missbrauch liegt dann vor, wenn Kinder in sexuelle Aktivitäten einbezogen werden, die sie nicht vollständig verstehen, zu denen sie keine informierte Einwilligung geben können oder für die das Kind aufgrund seiner Entwicklung nicht bereit ist und daher kein Einverständnis erteilen kann, oder die Gesetze oder gesellschaftliche Tabus verletzen. Sexueller Missbrauch von Kindern ist definiert durch diese Art der Aktivitäten zwischen einem Kind und einem Erwachsenen oder einem anderen Kind, das aufgrund des Alters

> oder seiner Entwicklung in einem Verantwortungs-, Vertrauens- oder Abhängigkeitsverhältnis steht, sofern diese Aktivität dazu dient, die Bedürfnisse der anderen Person zu befriedigen. Dazu gehören unter anderem: die Überredung oder Nötigung eines Kindes, sich an strafbaren sexuellen Aktivitäten zu beteiligen, die Ausbeutung von Kindern in Prostitution oder andere strafbare Sexualdelikte sowie die Ausbeutung von Kindern in pornografischen Darstellungen und Materialien. (S. 15–16)

Die Wahrnehmung und Bewertung von Handlungen als sexuellen Missbrauch ist somit nicht völlig unabhängig von kulturellen, gesellschaftlichen und juristischen Normen.

Sexueller Kindesmissbrauch nicht gleichzusetzen mit Pädophilie

Täter, die Kinder sexuell missbrauchen, stellen eine heterogene Gruppe dar. Zwar werden die Begriffe Kindesmissbrauch und Pädophilie häufig miteinander gleichgesetzt, allerdings zeigen Untersuchungen, dass weniger als die Hälfte von Missbrauchstätern tatsächlich die diagnostischen Kriterien für eine Pädophilie erfüllen (Blanchard, Klassen, Dickey, Kuban & Blak, 2001). Pädophilie beschreibt gemäß dem internationalen Klassifikationssystem ICD-10 (WHO, 2015) und dem amerikanischen Klassifikationssystem DSM-5 (American Psychiatric Association, 2013; deutsche Übersetzung 2015) eine Störung der Sexualpräferenz, die in den Bereich der Persönlichkeitsstörungen fällt. Im Zentrum der diagnostischen Kriterien stehen die sexuelle Präferenz für präpubertäre Kinder in Form von intensiven Impulsen oder Fantasien sowie ein daraus resultierender Leidensdruck oder entsprechende übergriffige Handlungen. Im DSM-5 werden zudem ergänzend die sexuelle Orientierung (Junge/Mädchen), der Verwandtschaftsgrad zum Opfer sowie die Exklusivität der sexuellen Präferenz für Kinder berücksichtigt.

Keine Berücksichtigung findet in den internationalen Klassifikationssystemen der Begriff der Hebephilie, also eine Präferenz für pubertierende Kinder, bei denen die Pubertätsentwicklung bereits begonnen hat, aber die körperliche Entwicklung noch nicht einem Jugendlichen bzw. Erwachsenen entspricht. Gemäß den o. g. Klassifikationssystemen darf die Diagnose einer Pädophilie zudem erst ab dem Alter von 16 Jahren gestellt werden. Bei Jugendlichen mit sexuell übergriffigem Verhalten gegenüber Kindern spricht man dementsprechend von *child offenders* und grenzt diese von sog. *peer offenders* ab, die primär sexuell aggressives Verhalten gegenüber Gleichaltrigen zeigen (Allroggen et al., 2012). Wie häufig pädophile Neigungen in der Allgemeinbevölkerung tatsächlich vorliegen, ist nicht bekannt. Neuere Untersuchungen gehen davon aus, dass die Lebenszeitprävalenz für Pädophilie etwa 0,5 % in der männlichen Allgemeinbevölkerung beträgt (Mokros et al., 2012), ältere Untersuchungen gehen von einer Prävalenz von 5 % aus, wobei nur ein kleiner Teil der untersuchten Probanden die tatsächlichen Kriterien für eine Pädophilie erfüllt haben dürften (Seto, 2009). Wichtig zu betonen ist zudem auch die Tatsache, dass viele Personen mit pädophilen Neigungen nicht straffällig werden, sondern ihre Impulse kontrollieren können (Riegel, 2004). Pädophilie bei Frauen ist nur in Einzelfallberichten beschrieben worden, aber etwa 5 % der sexuellen Übergriffe auf Kinder werden von Frauen verübt (Wijkman, Bijleveld & Hendriks, 2010).

Sexueller Kindesmissbrauch kann auch von Frauen ausgehen

1.2 Epidemiologie

Laut der polizeilichen Kriminalstatistik des Jahres 2014 kamen in Deutschland 12.134 Fälle sexuellen Kindesmissbrauchs nach §§ 176, 176a, 176b StGB zur Anzeige (Bundesministerium des Innern, 2015). Von den insgesamt 9.232 Tatverdächtigen, welche im Jahr 2013 aufgrund von sexuellem Kindesmissbrauch erfasst wurden, waren 7,6 % Kinder unter 14 Jahren, 18,2 % Jugendliche zwischen 14 bis 18 Jahren und 9,5 % Heranwachsende zwischen 18 und 21 Jahren. Tatverdächtige sind somit überwiegend Erwachsene. Betrachtet man die sogenannten Tatverdächtigungsbelastungszahlen (Anzahl der durch die Polizei ermittelten deutschen Tatverdächtigen, errechnet auf 100.000 Einwohner des entsprechenden Bevölkerungsanteils eines Kalenderjahres), zeigt sich jedoch unter Berücksichtigung der Altersstruktur in der Bevölkerung seit den 1990er Jahren ein Anstieg bei tatverdächtigen Kindern und Jugendlichen (Mosser, 2012).

Diese polizeiliche, das sogenannte Hellfeld erfassende Statistik unterschätzt die Prävalenz unter Einbezug des Dunkelfeldes jedoch vermutlich drastisch. Um eine präzisere Schätzung der Prävalenz zu ermitteln, wurden bislang zwei für Deutschland repräsentative, empirische Studien durchgeführt: Das Kriminologische Forschungsinstitut Niedersachsen (KFN) befragte 11.428 Personen zwischen 16 und 40 Jahren retrospektiv zu Misshandlungserlebnissen aus ihrer Kindheit oder Jugend (Stadler, Bieneck & Pfeiffer, 2012). Unterhalb der Schutzaltersgrenze von 14 Jahren (Paragraph 176 des Strafgesetzbuches stellt jeden „sexualbezogenen Umgang mit Kindern“ unter Strafe, vgl. Kapitel 2.1) zeigten sich hier Prävalenzen für sexuellen Missbrauch mit Körperkontakt bei Jungen von 1,1 % und bei Mädchen von 5,2 % sowie für Exhibitionismus bei Jungen von 1,3 % und bei Mädchen von 4,6 %. Die Prävalenz sonstiger sexueller Handlungen lag bei 0,3 % für Jungen und 1,1 % bei Mädchen (diese nicht näher spezifizierte Kategorie kann sowohl sexuelle Handlungen mit als auch ohne Körperkontakt enthalten, wie z. B. die Konfrontation eines Kindes oder Jugendlichen mit Pornografie).

Ermittelte Prävalenzen sind uneinheitlich und vermutlich höher als erfasst

Eine weitere für Deutschland repräsentative Studie zur Schätzung der Häufigkeit von Misshandlungen in der Kindheit und Jugend (Häuser, Schmutzer, Brähler & Glaesmer, 2011) umfasste 2.504 Personen älter als 14 Jahre, von denen 12,6 % sexuellen Missbrauch in ihrer Kindheit oder Jugend angaben. Darüber hinaus zeigte die Studie, dass alle erfassten Formen der Misshandlung (emotionaler, körperlicher und sexueller Missbrauch sowie emotionale und körperliche Vernachlässigung) häufig zusammen auftreten, wobei dieser starke Zusammenhang auch mehrfach in internationalen Studien aufgezeigt wurde (Turner, Finkelhor & Ormrod, 2010).

Im Jahr 2013 fassten Barth und Kollegen (2013) systematisch die Ergebnisse zur Häufigkeit sexuellen Missbrauchs bei Kindern zwischen 12 und 18 Jahren zusammen, welche in 55 Untersuchungen aus 24 Ländern erfasst wurden. Die Daten der eingeschlossenen Studien wurden jeweils ab dem Jahr 2000 erhoben und die so ermittelten Prävalenzraten betrugen für Mädchen 8 bis 31 % und für Jungen 3 bis 17 %. Die in diese Übersicht eingegangenen Stichproben wiesen zwischen 106 und 127.097 Teilnehmer auf, wobei jedoch keine der elf europäischen Studien aus Deutschland stammt. Der ebenfalls im Jahr 2013 veröffentlichte europäische Bericht zur Prävention von Kindesmisshandlung der WHO fasst Prävalenzangaben innerhalb Europas zusammen und ermittelte so eine Prävalenz von 13,4 % für Mädchen und 5,7 % für Jungen (Sethi, Bellis, Hughes, Gilbert, Mitis & Galea, 2013).

Unterschiedliche Prävalenzen in Abhängigkeit von der Missbrauchsdefinition sowie der Untersuchungsmethode

Eine Erklärung für diese großen Unterschiede der berichteten Prävalenzen ist sowohl in der Verwendung uneinheitlicher Missbrauchsdefinitionen sowie in methodischen Unterschieden zu sehen. Aufgrund zahlreicher methodischer Probleme bei der retrospektiven Erfassung können epidemiologische Studien die tatsächliche Häufigkeit sexuellen Missbrauchs nur annäherungsweise zuverlässig schätzen. Fest steht aufgrund übereinstimmender Befunde der allermeisten Studien, dass weltweit mit Lebenszeitprävalenzen im einstelligen Prozentbereich, bei Einbeziehung von leichten Missbrauchsformen sogar im zweistelligen Prozentbereich zu rechnen ist, und dass Mädchen häufiger von Missbrauch betroffen sind als Jungen.

In den USA gibt es die vergleichsweise breiteste Datenbasis zur Epidemiologie sexuellen Missbrauchs, und diese weist seit den 1990ern auf einen Rückgang der registrierten Fälle in den Daten nationaler Kinderschutzorganisationen (National Child Abuse and Neglect Data System, 1992–2010), aus breit angelegten, repräsentativen Schülerbefragungen (The Minnesota Student Survey, 1992–2010) als auch aus der Befragung verschiedener Berufsgruppen aus dem Bereich des Kinderschutzes (National Incidence Study of Child Abuse and Neglect, 1993–2005) hin (Finkelhor & Jones, 2012): Demnach seien die Fallzahlen je nach Statistik um 29 % bis zu 62 % gesunken. Finkelhor und Jones (2006) diskutieren verschiedene Faktoren, welche potenziell zu dieser Entwicklung beitragen, so wie etwa die Zahl der im Kinderschutz aktiven Mitarbeiter, wachsenden Wohlstand und zunehmende Beschäftigung, aber auch die Zahl verurteilter und inhaftierter Straftäter. Betrachtet man die Deutsche Polizeiliche Kriminalstatistik, zeigt sich hier ebenfalls ein rückläufiger Trend der registrierten Fälle seit 1997 um über 20 % (Zietlow, 2010). Dies könnte als Rückgang der Anzeigebereitschaft interpretiert werden, wobei repräsentative Befragungen an deutschen Neuntklässlern, welche das Kriminologische Forschungsinstitut Niedersachsen zwischen 1998 und 2006 durchführte, vielmehr auf eine zunehmende Bereitschaft Jugendlicher hinweisen, Sexualdelikte zur Anzeige zu bringen (Baier, 2008).

1.3 Entwicklung kindlicher Sexualität, Pubertät und neue Medien

Sexualität ist kein auf das Jugend- oder Erwachsenenalter begrenztes Phänomen und jede Altersphase geht mit speziellen sexuellen Entwicklungsaufgaben einher (DeLamater & Friedrich, 2002). Nach Beier und Loewit (2011) umfasst Sexualität die Dimensionen Fortpflanzung, Lustgewinn und Beziehungsgestaltung. Die subjektive Bedeutung der Dimensionen verändert sich dabei in Abhängigkeit von der jeweiligen Entwicklungsstufe. Bis zum Alter von drei Jahren hat sich in der Regel eine Geschlechtsidentität herausgebildet.

Bereits Säuglinge und Kleinkinder manipulieren ihre Genitalien

Bereits im Säuglingsalter besteht die Fähigkeit zur sexuellen Reaktionsfähigkeit. Auch Säuglinge können dabei beobachtet werden, wie sie die eigenen Genitalien explorieren und stimulieren. Im Vorschulalter zeigen Kinder dann eine Vielzahl von sexuellen Verhaltensweisen. Dabei bestehen bei Eltern und Bezugspersonen häufig Unsicherheiten, welche Verhaltensweisen als alterstypisch angesehen werden können und welche nicht. Eine Übersicht über normales, häufig zu beobachtendes und deutlich auffälliges Verhalten bei Vorschulkindern ist in Anlehnung an Kellogg (2009) in Tabelle 1 dargestellt.

Tabelle 1: Übersicht über normales und problematisches Sexualverhalten bei Vorschulkindern

Normales Verhalten	Deutlich auffälliges Sexualverhalten
– Berühren der Genitalien/Masturbation (heimlich oder öffentlich) – Anschauen/Anfassen der Genitalien von Gleichaltrigen/neuen Geschwistern – Zeigen der Genitalien unter Gleichaltrigen – Zu nah kommen – Versuche, Gleichaltrige/Erwachsene nackt zu sehen – Verhaltensweisen sind selten, vorübergehend und leicht ablenkbar	– Sexuelles Verhalten, das Kinder mit mehr als vier Jahren Altersunterschied einbezieht – Verhaltensauffälligkeiten sind häufig (täglich) zu beobachten – Viele unterschiedliche Verhaltensauffälligkeiten sind zu beobachten – Sexuelles Verhalten, das mit körperlichem oder emotionalem Schmerz einhergeht – Sexuelles Verhalten, das mit körperlicher Gewalt oder Zwang einhergeht – Anhaltendes Verhalten, Ärger des Kindes, wenn es abgelenkt wirkt

Aber auch Reiben des Körpers an anderen, Zungenküsse oder das Imitieren sexueller Handlungen/Bewegungen gilt noch als normales, wenn auch deutlich seltener zu beobachtendes Verhalten bei Kindern, wenn es vorübergehend ist und das Kind leicht davon abgelenkt werden kann. Problematisch ist sexuelles Verhalten immer dann, wenn es das Kind sexuellen Risiken aussetzt, mit Entwicklungsaufgaben oder sozialen Beziehungen interferiert, oder es für das Kind selbst oder andere missbrauchend ist (Chaffin et al., 2006). Häufig wird von einem engen Zusammenhang zwischen problematischem sexuellen Verhalten eines Kindes und Missbrauchserfahrungen ausgegangen. Allerdings können familiäre Faktoren (z. B. Einstellung zu Nacktheit), unkontrollierter Zugang zu pornografischem Material, Vernachlässigung und Misshandlung, aber auch Entwicklungsstörungen das Auftreten von sexuellem Verhalten ebenso begünstigen (Friedrich, Davies, Feher & Wright, 2003).

Ab dem Grundschulalter nimmt offenes sexuelles Verhalten ab

Ab dem Grundschulalter kommt es in der Regel zu einer Abnahme von offenem sexuellen Verhalten, wobei hier insbesondere eine Rolle spielt, dass Kinder sich sozialer Regeln und Normen stärker bewusst werden (Kellogg, 2010). Auch kommt es im Grundschulalter zu einer stärkeren gleichgeschlechtlichen Orientierung von Kindern. Dementsprechend sind auch sexuelle Erfahrungen mit gleichgeschlechtlichen Gleichaltrigen häufig, zumal das prinzipielle Interesse an Sexualität bestehen bleibt. So berichteten etwa 80 % der befragten jungen Erwachsenen (n = 269, 53 % weiblich, Durchschnittsalter 18,6 Jahre) in der Studie von Larsson und Svedin (2002) von einvernehmlichen sexuellen Erfahrungen in der Kindheit vor dem 13. Lebensjahr mit Gleichaltrigen. Die häufigsten Verhaltensweisen umfassten Gespräche über Sex, Provokationen mit sexuellen Ausdrücken und unangemessenen Annäherungsversuchen oder den Konsum von pornografischem Material. Diese Verhaltensweisen waren im Alter von 11 bis 12 Jahren häufiger als bei 6- bis 10-jährigen Kindern. Ebenfalls häufig waren das Zeigen von Genitalien oder das gegenseitige Berühren; diese Verhaltensweisen nahmen jedoch mit zunehmendem Alter eher ab. Ebenso nahmen eher seltene Verhaltensweisen wie das Einführen von Gegenständen in Rektum oder Vagina eines anderen Kindes ab. Die meisten Befragten werteten die einvernehmlichen sexuellen Kontakte retrospektiv als normal. 62 % der Jungen und 36 % der Mädchen hatten zudem Masturbationserfahrung vor dem 13. Lebensjahr.

Zum Ende der Präadoleszenz mit etwa 12 Jahren kommt es wieder zu einer Annäherung der Geschlechter. In diese Zeit fällt auch der Beginn der mit der Pubertät einhergehenden körperlichen Veränderungen. Das Wachstum der Schambehaarung (Tannerstadium PH2) beginnt bei Mädchen durchschnittlich mit 10,8 Jahren, bei Jungen durchschnittlich mit 10,9 Jahren. Das mittlere Menarchealter liegt bei 12,8 Jahren, das mittlere Mutationsalter (Stimmbruch) bei 13,5 Jahren (Stufe 1) bzw. 15,1 Jahren (Stufe 2). Die Pubertätsentwicklung hängt dabei neben dem sozialen Status auch von einem eventuell bestehenden Migrationshintergrund ab (Kahl, Schaffrath Rosario & Schlaud, 2007). In den letzten 30 Jahren ist dabei das Alter des Einsetzens der Menarche stabil geblieben (Gohlke & Woelfle, 2009).

Neben diesen körperlichen Veränderungen bestehen in der Adoleszenz auch zahlreiche psychosoziale Entwicklungsaufgaben, wie das Bilden einer stabilen Partnerschaft oder die Entwicklung einer sexuellen Identität. Die Beziehungen zwischen Jugendlichen sind dabei häufig ambivalent besetzt, einerseits werden die Partner als unterstützend, gleichzeitig wird die Beziehung aber auch häufig als konfliktreich erlebt (Collins et al., 2009). Die Qualität adoleszenter Beziehungen hängt dabei in hohem Maße sowohl von positiven frühen Eltern-Kind-Erfahrungen ab, als auch von Erfahrungen mit Beziehungen zu Gleichaltrigen (Krahé, Scheinberger-Olwig & Walzenhöfer, 1999; Li, Frieze & Tang, 2010). Das Thema sexuelle Gewalt in Partnerschaften spielt dabei eine ebenfalls wichtige Rolle. In internationalen Studien berichteten etwa 4 % adoleszenter Jungen und Mädchen von sexuellen Übergriffen durch Partner in Beziehungen (Ackard & Neumark-Sztainer, 2002; Leitenberg & Saltzmann, 2000). Damit spielt zwar sexuelle Gewalt in Beziehungen gegenüber sexueller Gewalt durch Bekannte eine geringere Rolle, problematisch sind aber einerseits die häufige Assoziation mit körperlicher und verbaler Gewalt sowie der oft fließende Übergang zwischen freiwilligen und unfreiwilligen sexuellen Aktivitäten. Zudem wird Sexualität häufig instrumentalisiert, um einen Partner vermeintlich an sich zu binden oder findet aufgrund von Erwartungen der Gleichaltrigengruppe statt (Allroggen, Rau & Fegert, 2012).

Sexuelle Entwicklung stellt kein einheitliches Phänomen dar

In einer repräsentativen Befragung der Bundeszentrale für gesundheitliche Aufklärung (BZgA, 2010) wurden 2.810 Jugendliche ohne Migrationshintergrund (52 % weiblich) und 732 Jugendliche mit Migrationshintergrund (49 % weiblich) im Alter zwischen 14 und 17 Jahren zum Thema Sexualität befragt. Hier zeigte sich, dass lediglich 8 % der Jugendlichen ohne Migrationshintergrund unter 17 Jahren noch keine sexuellen Erfahrungen hatten. 24 % der weiblichen und 26 % der männlichen unter 14-Jährigen ohne Migrationshintergrund hatten bereits Erfahrung mit Petting gehabt. Bei den unter 17-Jährigen hatten hingegen 79 % der Mädchen und 76 % der Jungen entsprechende Erfahrungen. Erfahrungen mit Geschlechtsverkehr hatten 66 % der unter 17-jährigen Mädchen ohne Migrationshintergrund, aber nur 7 % der unter 14-jährigen Mädchen. Bei den Jungen ohne Migrationshintergrund zeigte sich ein ähnliches Bild (72 % bei den unter 17-Jährigen, 4 % bei den unter 14-Jährigen). Männliche Jugendliche mit Migrationshintergrund haben tendenziell früher Geschlechtsverkehr, weibliche Jugendliche eher später. Bei den sexuell Erfahrenen von 17-Jährigen ohne Migrationshintergrund gaben 4 % der Mädchen und 8 % der Jungen an, ihren ersten Geschlechtsverkehr vor dem Alter von 14 Jahren erlebt zu haben. Nur 8 % haben beim ersten Geschlechtsverkehr nicht verhütet. In Bezug auf Erfahrung mit Selbstbefriedigung gaben 29 % der Mädchen und 76 % der Jungen ohne Migrationshintergrund an, in den letzten 12 Monaten masturbiert zu haben (BZgA, 2010). Interessant ist, dass sexuelle Kontakte zwischen Jugendlichen vor allem innerhalb von festen Beziehungen stattfinden. Sexuelle Kontakte mit Partnern, mit denen man nicht zusammen ist, stellen eher die Ausnahme dar (Collins, Welsh & Furman, 2009; BZgA, 2013). Nur wenige Untersuchungen liegen allerdings zu homosexuellen Beziehungen unter Jugendlichen vor. Insgesamt scheinen gleichgeschlechtliche Partnerschaften später zu beginnen als gegengeschlechtliche Partnerschaften, homosexuelle Jugendliche scheinen sich auch häufiger mit gegengeschlechtlichen Jugendlichen zu verabreden, homosexuelle Jugendliche sind einem höheren Gewaltrisiko ausgesetzt und die sexuelle Orientierung scheint weniger eindeutig zu sein (Collins et al., 2009).

Sexuell belästigendes Verhalten kann auch im Internet stattfinden

Eine besondere Herausforderung stellt für Kinder und Jugendliche im Rahmen der sexuellen Entwicklung der Umgang mit den sogenannten neuen Medien dar. So ermöglicht das Internet nicht nur einen erleichterten Zugang zu Pornografie für Kinder und Jugendliche, sondern stellt auch einen Gefahrenraum für unerwünschte Konfrontation mit Pornografie, sexuelle Belästigung durch Gleichaltrige oder Erwachsene, aber auch für Schikanen Gleichaltriger dar (sog. Cyberbullying) (Derr, 2009). Von besonderer Bedeutung sind auch die Möglichkeiten der Kontaktaufnahme potenzieller Täter zu Kindern und Jugendlichen. So lassen sich nicht nur leichter tatsächliches Alter und Geschlecht verschleiern, auch eine ungestörte und unauffällige Kontaktaufnahme zu Kindern und Jugendlichen ist erleichtert, zumal durch die zunehmende Mobilität eine effektive Kontrolle durch Eltern kaum noch stattfinden kann. Potenzielle Täter haben die Möglichkeit, zunächst ein Vertrauensverhältnis aufzubauen und bereits vor einem realen Treffen Widerstände gegen das Thema Sexualität abzubauen. Gelingt es beispielsweise einem Täter, von einem Kind sexualisierte Fotos zu erhalten, so ist nicht nur eine Schranke abgebaut worden, sondern auch das Kind ggf. erpressbar geworden.

So gaben in einer deutschen Studie 38 % der befragten Jugendlichen (n = 1.700, Altersspanne 10 bis 19 Jahre) an, dass sie im Internet gegen ihren Willen nach sexuellen Themen gefragt worden seien, 11 % seien um Nacktfotos gebeten worden und 8 % seien zu sexuellen Handlungen vor der Webcam aufgefordert worden (Katzer & Fechtenhauer, 2007). Eine Studie des Instituts für interdisziplinäre Konflikt- und Gewaltforschung der Universität Bielefeld (Sitzer, Marth, Kocik & Müller, 2012) hat ebenfalls die Häufigkeit sexuell belästigenden Verhaltens im Internet erfasst. Eingeschlossen werden konnten 1.881 Kinder, Jugendliche und Heranwachsende (54 % weiblich) im Alter von 11 bis 24 Jahren. Von diesen berichteten 2,9 % der Mädchen und 2,1 % der Jungen, in den letzten drei Monaten schon einmal zu sexuellen Handlungen im Internet aufgefordert worden zu sein, 1,2 % der Mädchen und 2,3 % der Jungen gaben an, so etwas in den letzten drei Monaten selber getan zu haben. Interessant ist, dass die Raten von realem Bullying gegenüber Cyberbullying deutlich höher zu liegen scheinen. So gaben insgesamt 5,6 % der Befragten an, sexuell körperlich belästigt worden zu sein und 11,4 % verbal sexuell belästigt worden zu sein. So scheint insgesamt unmittelbare sexuelle Belästigung nach wie vor von größerer Bedeutung zu sein als sexuelle Belästigung über neue Medien (Allroggen, Rau & Fegert, 2014). Eine qualitative Interviewstudie, die 160 Jugendliche (50 % weiblich) im Alter zwischen 16 und 19 Jahren zum Thema Sexualität befragte, kommt zudem zu dem Schluss, dass es den Jugendlichen durchaus gelingt, verantwortungsvoll und kritisch mit Themen wie Pornografie im Internet umzugehen und die Möglichkeiten der neuen Medien eher als Ergänzung zu bestehenden realen Beziehungen angesehen werden (BZgA, 2013). Insgesamt ist die Studienlage, welchen Einfluss die frühe Konfrontation mit sexuellen Medien auf das Sexualverhalten Jugendlicher hat, noch widersprüchlich (Brown & L'Engle, 2009; Steinberg & Monahan, 2010). Allerdings scheint es, dass es einen Zusammenhang zwischen dem Konsum gewalthaltigen pornografischen Materials und sexueller Gewalt gibt, nicht jedoch zwischen dem Konsum allgemeiner Pornografie und sexuell aggressivem Verhalten (Ybarra, Mitchell, Hamburger et al., 2011; Ybarra et al., 2011).

Ob die neuen Medien in Bezug auf die Sexualentwicklung damit einen eher negativen oder positiven Einfluss haben, muss zum jetzigen Zeitpunkt noch offen bleiben. So ist neben den o. g. Gefahren auch denkbar, dass die virtuelle Welt sich auch als Erlebnisraum für Kinder und Jugendliche entwickelt, sexuelle Erfahrungen zu machen und Wissen zu sammeln, ohne sich dem Risiko eines realen Kontaktes auszusetzen (Weller, 2011).

1.4 Kontexte sexuellen Missbrauchs

Mehrheit der Täter stammt aus der Familie und dem sozialen Nahraum

Um besser zu verstehen, unter welchen Bedingungen sexueller Missbrauch stattfindet, wird häufig zwischen innerfamiliärem und extrafamiliärem Missbrauch unterschieden. Befragungen Betroffener zeigen, dass 60 bis 90 % der Betroffenen die Täter aus ihrer Familie bzw. aus ihrem sozialen Nahraum kennen und dass nur eine Minderheit von fremden Personen missbraucht wurde (Cohen & Mannarino, 2000; Finkelhor, Hotaling, Lewis & Smith, 1990). Dabei gibt es Hinweise darauf, dass Mädchen ein höheres relatives Risiko für sexuelle Viktimisierungen innerhalb der eigenen Familie und Jungen für Viktimisierungen in Institutionen haben (Wetzels, 1997). Dies ist jedoch vor dem Hintergrund zu sehen, dass Jungen häufiger als Mädchen institutionell in Internaten oder Heimen untergebracht werden. Eine Übersicht zu sexuellem Missbrauch innerhalb von Familien bietet eine Expertise von Zimmermann und Kollegen (2011). Dass sexuelle Übergriffe innerhalb pädagogischer Einrichtungen eine hohe Prävalenz aufweisen, zeigte eine Untersuchung des Deutschen Jugendinstituts (Helming et al., 2011), zusammenfassend auch mit einer Abschätzung der wahrscheinlichen Häufigkeit von Missbrauch in Institutionen (Kindler & Fegert, 2015): Etwa 10 % der befragten Fachkräfte aus Heimen (N = 324) gaben an, sich in den vergangenen drei Jahren mit mindestens einem Verdachtsfall von sexuellem Missbrauch durch eine an ihrer Institution beschäftigte Person auseinandergesetzt zu haben. Darüber hinaus berichteten 40 % von Verdachtsfällen von sexueller Gewalt zwischen Kindern und Jugendlichen in ihren Einrichtungen. Laut Schröttle et al. (2012) stellen zudem Kinder und Jugendliche mit Behinderung eine Gruppe dar, welche ein besonders hohes Risiko für sexuelle Viktimisierung aufweist: Laut der repräsentativen Studie der Universität Bielefeld (N = 1.561) erlebte jede dritte bis vierte der befragten Frauen mit Behinderungen und Beeinträchtigungen in Kindheit und Jugend sexuelle Übergriffe durch Erwachsene, Kinder oder andere Jugendliche (Schröttle et al., 2012). Des Weiteren zeigte sich, dass diese hohe Betroffenheit durch sexuelle Gewalt in Kindheit und Jugend sich in 21 bis 38 % der Fälle ins Erwachsenenleben fortsetzte.

1.5 Wer sind die Täter?

Die Ätiologie der Pädophilie ist noch weitgehend unklar. Ausgegangen wird davon, dass neben einer genetischen Prädisposition und neurobiologischen Veränderungen auch Konditionierungsprozesse und eigene Missbrauchserfahrungen eine Rolle spielen (Fromberger, Jordan & Müller, 2013), wobei Umweltfaktoren gegenüber genetischen Faktoren wahrscheinlich eine weitaus bedeutsamere Rolle bei der Entstehung eines sexuellen Interesses an Kindern und Jugendlichen spielen. In einer aktuellen Studie mit männlichen Zwillingen (n = 3.967, Alter 21 bis 43 Jahre) wurde nur 14,6 % der Varianz des sexuellen Interesses an Kindern und Jugendlichen unter 16 Jahren durch genetische Einflüsse erklärt (Alanko et al., 2013).

Mehrheit der von sexuellem Missbrauch Betroffenen werden nicht selbst zu Tätern

Täter, die sexuell aggressives Verhalten gegenüber Erwachsenen zeigten, berichteten im Vergleich zu erwachsenen Kindesmissbrauchern gemäß der Metaanalyse von Jespersen et al. (2009) deutlich seltener von einem eigenen erlebten Missbrauch (Odds Ratio 0,51), aber häufiger von körperlicher Misshandlung (Odds Ratio 1,43). Die Zusammenhänge zwischen sexuell aggressivem Verhalten und eigenem Missbrauchserleben sind jedoch noch unklar und es muss betont werden, dass die meisten Opfer von sexuellem Missbrauch nicht zu Tätern werden. Wichtige Faktoren stellen aber Ausmaß und Schwere des erlebten Missbrauchs sowie ungünstige familiäre Faktoren dar (Burton et al., 2002; Salter et al., 2003).

Auf neurobiologischer Ebene werden verschiedene Mechanismen der Entstehung der Pädophilie diskutiert. Einerseits wird bei Pädophilie von einer Beeinträchtigung der Exekutivfunktionen aufgrund von Defiziten im frontalen Kortex ausgegangen, die mit einer Beeinträchtigung der Impulskontrolle einhergehen, andererseits auch von Störungen im Bereich des temporolimbischen Systems, die mit Störungen des Sexualtriebes und der sexuellen Präferenz einhergehen (Cohen et al., 2002). Aber auch Störungen der funktionellen Konnektivität, also der Verschaltung der einzelnen Bereiche, werden ursächlich diskutiert (Cantor et al., 2008).

Sexueller Missbrauch ist nicht immer auf die sexuelle Präferenz eines kindlichen Körperschemas zurückzuführen

In diesen unterschiedlichen Befunden spiegeln sich möglicherweise auch unterschiedliche Typen von pädophilen bzw. Missbrauchstätern wider (Berner, 2013). So wird häufig zwischen einem fixierten Tätertyp, einem regressivem Tätertyp und einem soziopathischen Tätertyp unterschieden (Cohen & Grebchenko, 2009; Simkins et al., 1990). Der sogenannte fixierte Täter zeige bereits früh in seiner Entwicklung ein Interesse an präpubertären Kindern und vermeide sexuelle Kontakte zu Gleichaltrigen bzw. Erwachsenen. Zudem bestehe eine starke Identifikation mit den kindlichen Opfern und er glaube häufig, Kinder besonders gut zu verstehen. Dieser Typ entspreche am ehesten der Pädophilie der o. g. Klassifikationssysteme. Der regressive Tätertypus hingegen zeige eine primäre sexuelle Orientierung für Erwachsene, kompensiere aber konflikthafte Beziehungen zu diesen durch sexuelle Kontakte zu Kindern. Soziopathische Täter zeigten sexuelle Übergriffe gegenüber Kindern eher in Zusammenhang mit sadistisch-aggressiven Handlungen, die im Mittelpunkt stehen. Knight und Prentky (1990) wiederum unterscheiden Missbrauchstäter einerseits anhand des Ausmaßes ihrer sexuellen Fixierung auf Kinder und ihrer sozialen Kompetenz (Achse I), andererseits anhand der Häufigkeit und Intensität ihrer sexuellen Kontakte zu Kindern sowie des Ausmaßes an körperlicher Gewalt, das sie den Kindern zugefügt haben (Achse II).

Sexueller Missbrauch kommt aber auch in Zusammenhang mit psychischen Erkrankungen wie manischen oder schizophrenen Störungen sowie organischen psychischen Störungen (Fromberger et al., 2013) vor, die mit einer verminderten Impulskontrolle oder wahnhaftem Erleben einhergehen. Als Differenzialdiagnose einer Pädophilie werden im DSM-5 neben einer antisozialen Persönlichkeitsstörung und Substanzmissbrauch auch Zwangsstörungen angesehen, bei denen ich-dystone Gedanken und Befürchtungen in Bezug auf eine Anziehung durch Kinder bestehen. Bei Jugendlichen mit geistiger Behinderung kann zum einen eine verminderte Impulskontrolle sexuell übergriffiges Verhalten gegenüber Kindern begünstigen, andererseits auch Folge fehlender Kompetenzen in der Kontaktaufnahme zu Gleichaltrigen und damit einer Verschiebung sexueller Impulse auf Kinder sein.

Vergleicht man Täter, die sexuelle Gewalt gegen Kinder zeigen, mit nicht delinquenten Personen oder nicht sexuell aggressiven Straftätern, so ergibt sich eine Reihe von Befunden. In einer Metaanalyse, die 89 Studien einschloss, zeigte sich, dass Kindesmissbraucher sich von nicht sexuell aggressiven Straftätern und nicht delinquenten Personen in Bezug auf zahlreiche Faktoren unterscheiden. So berichteten Kindesmissbraucher häufiger von familiären Problemen einschließlich eigener Misshandlungs- und Missbrauchserfahrungen, häufiger von sexuellen Problemen sowie sexuelle Gewalt verstärkenden Kognitionen und von sozialen Defiziten. Im Vergleich zu nicht delinquenten Personen fanden sich bei Kindesmissbrauchern zudem häufiger sowohl internalisierende als auch externalisierende Verhaltensauffälligkeiten (Whitaker et al., 2008).

Offen ist allerdings aufgrund der o. g. Metaanalyse die Frage, inwieweit sich Täter, die sexuelle Gewalt gegen Kinder zeigen, von Tätern, die sexuelle Gewalt gegen Erwachsene zeigen, unterscheiden. Die Gruppe der Kindesmissbraucher wies im Vergleich zu übrigen Sexualstraftätern lediglich einige Unterschiede auf. So fanden sich weniger externalisierende Verhaltensauffälligkeiten und weniger aggressive Impulse sowie mehr Ängste, häufigere Depressionen und mehr Selbstwertprobleme. In Bezug auf sexuelle Probleme, familiäre Risikofaktoren, ungünstige Kognitionen oder soziale Defizite fanden sich hingegen keine Unterschiede (Whitaker et al., 2008).

Vergleicht man pädophile Täter mit nicht pädophilen Missbrauchstätern, so zeigt sich, dass erstere mehr Opfer missbrauchen, mehr Missbrauchsdelikte begehen und jüngere Opfer wählen. Zudem kommt es häufiger zu einem vertrauensbildenden Kontaktaufbau im Vorfeld des Missbrauchs und seltener zu Drohungen gegenüber den Opfern (Dahle et al., 2014). Firestone et al. (2005) beschrieben mehr psychopathologische Auffälligkeiten bei Missbrauchstätern, deren Opfer jünger als 6 Jahre alt waren, im Vergleich zu Tätern, deren Opfer zwischen 12 und 16 Jahren alt waren.

Berücksichtigt man, ob es sich bei dem sexuellen Kindesmissbrauch um einen inner- oder extrafamiliären Übergriff handelt, so kommen Zimmermann, Neumann und Celik (2011) in ihrer Expertise zu der Einschätzung, dass es wenige Hinweise darauf gebe, dass bei innerfamiliärem Missbrauch Pädophilie eine zentrale Rolle spiele, aber familiäre Probleme und Schwierigkeiten mit sozialen Beziehungen bedeutsam seien.

Unterschiede ergeben sich aber auch zwischen Tätern, die Kinder in Zusammenhang mit ihrer beruflichen Tätigkeit, z. B. in Jugendhilfeeinrichtungen oder in Schulen, missbrauchen und Missbrauchstätern außerhalb eines professionellen Umfeldes. Eine aktuelle Studie, bei der insgesamt 248 Missbrauchstäter eingeschlossen wurden, bestätigt dabei mehrere Befunde aus früheren Studien (Turner et al., 2014). So zeigten Missbrauchstäter aus dem professionellen Umfeld im Durchschnitt weniger psychopathische Züge als Täter, die Kinder außerhalb eines professionellen Umfeldes missbrauchten, aber eine höhere Prävalenz für Pädophilie und sie begingen mehr Missbrauchstaten an einer größeren Anzahl von Opfern.

Für Jugendliche deuten einzelne Studien darauf hin, dass sich *child offenders* von *peer offenders* anhand einer Reihe von Merkmalen unterscheiden. Jugendliche mit sexuell aggressivem Verhalten gegenüber Kindern werden insgesamt als psychopathologisch auffälliger beschrieben, zeigen weniger externalisierende Verhaltensauffälligkeiten, haben häufiger einen eigenen sexuellen Missbrauch erlebt und kommen häufiger aus schwierigen familiären Verhältnissen (Hendriks & Bijleveld, 2004; Kemper & Kistner, 2010). Seto und Lalumière (2010) zeigten mittels einer Metaanalyse, in die 59 Studien eingeschlossen wurden, dass sich sexuell aggressive Jugendliche nur in wenigen Punkten von allgemein delinquenten Jugendlichen unterscheiden. Sexuell aggressive Jugendliche haben allerdings häufiger selbst einen sexuellen Missbrauch erlebt, sind häufiger sozial isoliert, haben ein geringeres Selbstwertgefühl, weniger dissoziale Züge und häufiger atypische sexuelle Interessen als allgemein delinquente Jugendliche. Insgesamt muss davon ausgegangen werden, dass sexuelle Übergriffe unter gleichaltrigen Jugendlichen häufig auch im Rahmen einer allgemein dissozialen Entwicklung zu beobachten sind.

Sexueller Missbrauch ist nur multifaktoriell zu erklären

Komplexe Theorien zur Entstehung von Kindesmissbrauch sind von verschiedenen Autoren entwickelt, aber kaum empirisch überprüft worden. Finkelhor (1984) beschreibt vier Faktoren als Bedingung für Kindesmissbrauch. Der erste Faktor beinhaltet die Motivation für einen sexuellen Missbrauch. Dieser Motivation können verschiedene Aspekte zugrunde liegen, beispielsweise die Tatsache, dass Sex mit Kindern als befriedigend erlebt wird oder auch, dass alternative Sexualpartner nicht zur Verfügung stehen. Ein weiterer Faktor ist die Überwindung innerer Hemmschwellen. Damit verbunden können einerseits Minderungen der Impulskontrolle sein, aber auch gesellschaftliche Einstellungen, die Sex mit Kindern tolerieren oder fördern. Der dritte Faktor umfasst das Überwinden externer Hindernisse, also letztlich die Möglichkeit, Zugang zu einem Kind zu bekommen, z. B. durch Abwesenheit der Eltern oder mangelnde Aufsicht. Der vierte Faktor beschreibt den Vorgang des Überwindens des kindlichen Widerstandes durch Aufbau einer Beziehung, Geschenke, aber auch Drohungen. Auch Hall und Hirschman (1992) beschreiben vier grundlegende Faktoren des Missbrauchs, die einzeln oder in Kombination zu Missbrauchshandlungen führen können: sexuelle Erregung durch Kinder, kognitive Verzerrungen, die Sex mit Kindern rechtfertigen, emotionale Dysregulation sowie soziale Defizite. Marshall und Barbaree (1990) betonen in ihrer Theorie die Bedeutung früher ungünstiger Beziehungs- und Misshandlungserfahrungen, die zu Defiziten in der Beziehungsgestaltung, sozialen Kompetenzen und Selbstregulationsfähigkeiten führen. Während der Pubertätsentwicklung kommt es dann in Zusammenhang mit vermehrt auftretenden sexuellen Impulsen zu einer Verknüpfung von antisozialen und sexuellen Impulsen, die sexuell aggressives Verhalten verstärken bzw. fördern können. Gleichzeitig führen die sozialen Defizite dazu, dass keine adäquaten Beziehungen zu Gleichaltrigen aufgebaut werden können, Misserfolgserlebnisse in Zusammenhang mit der Beziehungsaufnahme führen wiederrum zu einer Verstärkung devianter sexueller Fantasien und können über Konditionierungsprozesse (z. B. sexuelle Erregung durch Masturbation zu devianten Fantasien) dazu führen, dass eine Präferenz für deviantes sexuelles Verhalten entsteht. Aufbauend auf diesen Modellen gehen Ward und Sorbello (2003) davon aus, dass bei der Entstehung sexuell aggressiven Verhaltens immer soziale Defizite, deviante sexuelle Skripte, emotionale Dysregulation und kognitive Verzerrungen zusammenspielen. Jeder dieser Faktoren könne jedoch primärer Ausgangspunkt für den Entwicklungsweg zu sexuell aggressivem Verhalten sein.

Zu sexueller Gewalt an Kindern durch Frauen liegen kaum Studien vor. Bei Täterinnen liegen nach einer aktuellen Studie, die 111 sexuell aggressive Frauen einschloss, häufig eigene Misshandlungs-, Missbrauchs- und Vernachlässigungserfahrungen, eine Suchtproblematik, eine schlechte soziale Integration sowie ein hohes Maß an psychischen Störungen vor. Die Opfer seien häufig verwandte oder bekannte Kinder und zwei Drittel der untersuchten Frauen hatten die Übergriffe gemeinsam mit einem männlichen Mittäter begangen (Wijkman et al., 2010). Diese Ergebnisse spiegeln sich auch in der Übersichtsarbeit von Tsopelas et al. (2011) wider, in der bei Frauen mit sexuell aggressivem Verhalten gehäuft eigene Missbrauchserfahrungen sowie psychische und Verhaltensstörungen beschrieben werden. Auch in den bisherigen Versuchen, Typologien von Täterinnen zu bilden, findet sich neben Frauen, die fremde Jugendliche bzw. Erwachsene missbrauchen, regelmäßig eine Gruppe von Täterinnen, die das eigene Kind missbrauchen, wobei häufig unterschieden wird, ob dies mit oder ohne einen männlichen Partner geschieht (Mathews et al., 1989; Vandiver & Kercher, 2004).

1.6 Psychische Folgen sexuellen Missbrauchs

Ein eindeutiges Syndrom nach sexuellem Missbrauch lässt sich nicht identifizieren

Von zentraler Bedeutung für die klinische Praxis ist, dass ein spezifisches Symptommuster bzw. eindeutiges Syndrom nach sexuellem Missbrauch sich nicht identifizieren lässt (Fegert et al., 2015; Mullen & Fergusson, 1999). Als Folgen eines sexuellen Missbrauchs in der Kindheit oder Jugend werden vielmehr Störungen aus dem gesamten Spektrum internalisierender und externalisierender Verhaltensstörungen beschrieben. Definitionsgemäß kann bei Posttraumatischen Belastungsstörungen (PTBS) eine klare kausale Zuordnung der psychischen Stresssymptomatik zu einem Missbrauchserlebnis erfolgen. Alle anderen im Zusammenhang mit sexuellem Missbrauch vorkommenden psychischen Störungen sind multifaktoriell bedingt und können daher nicht ausschließlich darauf zurückgeführt werden.

Auffälliges Sexualverhalten ist kein spezifisches Symptom

Wiederholt wurde auffälliges Sexualerhalten, wie z. B. altersinadäquate sexuelle Distanzlosigkeit, im Vergleich zu Gleichaltrigen übermäßige Masturbation oder sexuell aggressives Verhalten als vermeintlich spezifisch nach sexuellem Missbrauch auftretendes Symptom interpretiert, welches als Beweis für Übergriffe gewertet werden könne. Dies ist jedoch nicht zutreffend. Auch wenn sexuell missbrauchte Kinder häufiger auffälliges Sexualverhalten zeigen als nicht missbrauchte Kinder, sind diese auch bei anderen Kindern und Jugendlichen zu beobachten. Bonner, Walker und Berliner (1999) untersuchten beispielsweise 201 Kinder zwischen 6 und 12 Jahren, welche sexuell unangemessenes, aggressives oder aufdringliches Verhalten zeigten. Für 41 % dieser Stichprobe gab es keine Hinweise auf Missbrauch, 11 % berichteten von Misshandlung und Vernachlässigung exklusive sexueller Gewalt und 48 % hätten sexuellen Missbrauch erlebt. Des Weiteren können sexuelle Handlungen von Kindern auch aus Neugier, Ängstlichkeit, Selbstberuhigung oder dem Suchen nach Aufmerksamkeit initiiert werden und sind demnach nicht zwingend ein Beleg für einen stattgefundenen sexuellen Missbrauch (vgl. Kapitel 1.3).

1.6.1 Kurzfristige psychische Folgen

Unterscheidung akuter und langfristiger Folgen

In den Stunden oder Tagen nach einem potenziell traumatischen Ereignis werden von den Betroffenen oft vielfältige Symptome entwickelt, wie etwa Ängste, Schreckhaftigkeit, Zurückgezogenheit, Hyperaktivität oder Gereiztheit. Ausgelöst durch extreme Belastungen werden diese Symptome immer wieder als „normale Reaktion auf außergewöhnliche Umstände“ bezeichnet, welche eine Überforderung der Betroffenen anzeigen, die jedoch vorübergehend sein kann und innerhalb von Stunden bis Tagen zurückgehen. Demzufolge sollten in den ersten Wochen nach einem sexuellen Missbrauch die Stabilisierung des betroffenen Kindes oder Jugendlichen sowie der Abbau akuter Belastungssymptome im Vordergrund stehen, bei anhaltender Symptomatik des Betroffenen folgt die Einleitung einer Psychotherapie. Von absolutem Vorrang ist jedoch stets die Herstellung der Sicherheit des Betroffenen.

Zur Wirksamkeit akuter Interventionen unmittelbar nach einem Trauma im Kindes- und Jugendalter bezüglich der Entwicklung von Traumafolgestörungen gibt es derzeit keine empirische Basis und Untersuchungen zu frühzeitigen Interventionen innerhalb der ersten Wochen nach einem Trauma wurden überwiegend mit Opfern von Verkehrsunfällen durchgeführt (Zehnder, Meuli & Landolt, 2010), womit die Übertragbarkeit der Ergebnisse auf sexuell missbrauchte Kinder und Jugendliche noch nicht bewertet werden kann.

1.6.2 Mittel- und langfristige psychische Folgen

Sexueller Missbrauch erhöht das Risiko für die Entwicklung vieler Störungen

Sollten Belastungssymptome auch nach einen Zeitraum von vier Wochen oder länger nach einem sexuellen Missbrauch anhalten, sind Anpassungsstörungen sowie posttraumatische Belastungsstörungen diagnostisch abzuklären. So stellen laut Kendall-Tackett und Kollegen (1993) posttraumatische Stresssymptome mit die häufigsten in der direkten Folge sexuellen Missbrauchs im Kindes- und Jugendalter beobachtbaren Auffälligkeiten dar. Die Mehrzahl an Untersuchungen, welche zu den Folgen sexuellen Missbrauchs im Kindes- und Jugendalter durchgeführt wurden, umfassen ausschließlich retrospektive Angaben weiblicher Teilnehmerinnen. Ungeachtet der so eingeschränkten Generalisierbarkeit konnte wiederholt gezeigt werden, dass inzwischen erwachsene ehemals von Missbrauch betroffene Personen im Vergleich zu niemals missbrauchten Personen nicht nur häufiger an PTBS, sondern auch häufiger an Angst- und Zwangsstörungen, emotional instabilen Persönlichkeitsstörungen vom Borderline-Typ, depressiven Störungen, Suizidgedanken und -verhalten sowie Substanzmittelmissbrauch und anderen Risikoverhaltensweisen leiden (vgl. ein systematisches Review über Metaanalysen von Hillberg, Hamilton-Giachritsis & Dixon, 2011). Auch Essstörungen, somatoforme Störungen, dissoziale Persönlichkeitsstörungen und delinquentes Verhalten werden zum Teil mit sexuellem Missbrauch in Zusammenhang gebracht. Unterstützt werden diese Ergebnisse durch prospektive Studien. So begleitete eine neuseeländische Langzeitstudie eine Kohorte von über 1.000 Personen. welche im Alter von 18 Jahren retrospektiv zu Missbrauchserfahrungen befragt wurden. Die darauffolgende Untersuchung im Alter von 25 Jahren zeigte, dass sexueller Missbrauch in der Kindheit das Risiko einer späteren psychischen Störung, wie z. B. Depressionen, Angststörungen, Persönlichkeitsstörungen, Substanzmissbrauch, sowie für Suizidgedanken und Suizidversuche um das 2,4-Fache erhöht (Fergusson et al., 2008). Unter Kontrolle verschiedener beeinflussender Faktoren wie z. B. dem sozioökonomischen Status der Familie sowie dem Geschlecht der Betroffenen, wurden in dieser Untersuchung 13 % der Varianz für das Auftreten psychischer Störungen durch sexuellen Missbrauch erklärt. Eine erneute Untersuchung derselben Kohorte im Alter von 30 Jahren zeigte, dass die von sexuellem Missbrauch im Kindesalter Betroffenen eine höhere posttraumatische Stresssymptomatik, einen vergleichsweise niedrigeren Selbstwert sowie eine niedrigere Lebenszufriedenheit berichteten (Fergusson, McLeod & Horwood, 2013). Vergleichbare Ergebnisse ermittelten Cutajar et al. (2010) mittels einer weiteren prospektiven Kohortenstudie. Demnach entwickeln von sexuellem Missbrauch betroffene Personen circa 2,5-mal häufiger eine nach dem Diagnostischen und Statistischen Manual Psychischer Störungen (DSM) diagnostizierte Achse-I-Störung (18,4 vs. 7,0 %) und circa 5-mal häufiger eine Achse-II-Störung (3,6 vs. 0,7 %) als eine Kontrollgruppe ohne Missbrauchserfahrungen (Cutajar et al., 2010). Somit ist empirisch gut belegt, dass von sexuellem Missbrauch Betroffene bis weit ins Erwachsenenalter eine erhöhte Vulnerabilität für vielfältige psychische Störungen aufweisen.

Befragungen von Betroffenen innerhalb von zwei Monaten nach Bekanntwerden ihres sexuellen Missbrauchs und vor Einleitung therapeutischer Maßnahmen verweisen auf die Altersabhängigkeit der psychopathologischen Symptome (Feiring, Taska & Lewis, 1999). Demnach zeigen Jugendliche vergleichsweise mehr depressive Symptome als Kinder und berichten von weniger sozialer Unterstützung, wohingegen Kinder zwischen 8 und 11 Jahren vermehrt sexuelle Ängste angeben.

Viele Betroffene werten sich selbst ab

Der Verarbeitungsprozess nach sexuellem Missbrauch wird des Weiteren stark von Scham und Schuld beeinflusst (Feiring, Simon & Cleland, 2009), wobei diese negativen Emotionen und verzerrten Kognitionen zum Zeitpunkt der Offenlegung sexueller Viktimisierung auch noch sechs Jahre später einen negativen Einfluss auf die Qualität der Intimität in späteren Paarbeziehungen aufweist. Vor allem für den Zusammenhang zwischen posttraumatischen Stresssymptomen und traumabezogener Scham wurde wiederholt Evidenz gefunden (Feiring, Taska & Lewis, 1999; Feiring, Taska & Chen, 2002; Øktedalen, Hagtvet, Hoffart, Langkaas & Smucker, 2014). Während Wut infolge verschiedener Misshandlungstypen eine präsente Emotion darstellt, ist sexueller Missbrauch im Vergleich zu körperlicher Misshandlung mit einer Zunahme von Schamgefühlen assoziiert (Amstadter & Vernon, 2008).

Gerade sehr junge Betroffene können ihren Missbrauch mitunter nicht verstehen oder einordnen. Möglicherweise werden Betroffene im Rahmen ihrer fortschreitenden psychosexuellen Entwicklung jedoch immer wieder mit Erinnerungen an den Missbrauch konfrontiert, wie etwa beispielsweise in eigenen Partnerschaften oder bei der Geburt eines Kindes. Demnach sollte aus dem anfänglichen Ausbleiben von Belastungssymptomen gerade bei kleinen Kindern nicht geschlossen werden, es gebe auch in einer späteren Entwicklungsphase keine psychischen Folgen des erlebten sexuellen Missbrauchs (Noll, Trickett & Putnam, 2003).

1.6.3 Kurzfristige körperliche Folgen

Unmittelbare Verletzungen und Erkrankungen müssen nicht gegeben sein

Viele Formen sexuellen Missbrauchs hinterlassen keine körperlichen Auffälligkeiten, stattgefundener Körperkontakt kann bei Betroffenen aber akute Verletzungen im Vaginal- oder Genitalbereich, sexuell übertragbare Krankheiten oder eine Schwangerschaft zur Folge haben (Herrmann, Navratil & Neises, 2002). Die Beurteilung solch körperlicher Befunde bedarf fundierter kindergynäkologischer Kenntnisse. Des Weiteren müssen Alternativerklärungen für die Symptome ebenfalls in Betracht gezogen werden und die Exploration eines möglicherweise von sexuellem Missbrauch betroffenen Kindes spielt zur Klärung der Bedeutung körperlicher Befunde eine sehr wichtige Rolle.

1.6.4 Langfristige körperliche Folgen

Erhöhtes Risiko für körperliche Erkrankungen

Das erhöhte Risiko langfristiger körperlicher Schäden wurde u. a. in Metaanalysen von Irish, Kobayashi und Delahanty (2010) sowie von Nelson, Baldwin und Taylor (2012) beschrieben. Die von den Autoren dargestellten negativen Folgen für die Gesundheit von Jugendlichen und Erwachsenen, die in der Kindheit sexuell missbraucht wurden, umfassen Beeinträchtigungen des Immunsystems, gynäkologische Erkrankungen, Schmerzerkrankungen, gastrointestinale Erkrankungen, Beschwerden des Herzens und der Lunge sowie die Häufung körperlicher unerklärlicher Symptome, wie chronische Schmerzen. Des Weiteren gibt es Hinweise auf Veränderungen in der Funktion und der Struktur des Gehirns, welche mit sexuellem Missbrauch im Kindesalter assoziiert sind: So berichten Andersen et al. (2008) von reduzierten Volumina in Hippocampus und Amygdala sowie der Verkleinerung des Corpus callosum und des Frontalkortex. Diese Hirnregionen werden mit der Regulation von Emotionen, Gedächtnis- (Navalta, Polcari, Webster, Boghossian & Teicher, 2006) sowie Aufmerksamkeitsleistungen (DePrince, Weinzierl & Combs, 2009) in Verbindung gebracht.

Dysregulation des hormonellen Stresssystems

Der Zusammenhang zwischen chronischen körperlichen Erkrankungen und sexuellem Missbrauch ist noch unzureichend erforscht, als mögliche Erklärung wird jedoch immer wieder eine Dysregulation des hormonellen Stresssystems genannt, welche infolge traumatischer Ereignisse wissenschaftlich gut belegt ist (Paras et al., 2009). Das Zusammenspiel der Hypothalamus-Hypophysen-Nebennierenrinden-Achse führt bei gesunden Personen in akuten Belastungssituationen zu einer erhöhten Cortisolausschüttung, was Energieressourcen mobilisiert. Längsschnittliche Untersuchungen an Frauen, die in der Kindheit sexuell missbraucht wurden, zeigen, dass sie zunächst erhöhte basale Cortisolspiegel aufweisen, wobei die Bereitstellung des Hormons im Lauf der Entwicklung bis ins Erwachsenenalter abnimmt (Trickett, Noll, Susman, Shenk & Frank, 2011). Eine solche Hypoaktivität der Hypothalamus-Hypophysen-Nebennierenrinden-Achse beeinträchtigt die Anpassung an Belastungssituationen.

1.6.5 Resilienz nach sexuellem Missbrauch

Sexueller Missbrauch stellt nicht automatisch eine Erkrankung eines Betroffenen dar, sondern einen Risikofaktor. Und trotz dieser hohen Risikobelastung erhalten viele sexuell viktimisierte Kinder und Jugendliche ein gesundes Funktionsniveau aufrecht und zeigen eine gute Anpassung (Dufour, Nadeau & Bertrand, 2000; Kendall-Tackett et al., 1993), was als Resilienz bezeichnet wird (Cicchetti, 2010; Davydov, Stewart, Ritchie & Chaudieu, 2010; Luthar, Cicchetti & Becker, 2000).

Schutzfaktoren können zu relativ gesunder Entwicklung beitragen

Nach einer systematischen Literaturübersicht (Domhardt et al., 2015) zeigten sich zwischen 10 % und 53 % der Betroffenen im Kindes- und Jugendalter als resilient, bei Erwachsenen mit Missbrauchserfahrungen waren zwischen 15 % und 47 % unauffällig. Folgende Faktoren konnten als protektiv identifiziert werden: eine optimistische und zuversichtliche Einstellung, Selbstwirksamkeitsüberzeugungen, aktives Bewältigungsverhalten/Problemlösefähigkeiten, Sozialkompetenz, eine sichere emotionale Bindung an Familie, schulisches Engagement sowie ein Beschäftigungsverhältnis im Erwachsenenalter. Auch Religiosität und Spiritualität können Schutzfaktoren darstellen. Zudem erwies sich soziale Unterstützung durch die Familie in zahlreichen Studien als protektiv (Rosenthal, Feiring & Taska, 2003; Tremblay, Hebert & Piche, 1999; Williams & Nelson-Gardell, 2012). Eine Untersuchung von McClure et al. (2008) zeigt auf, dass Familienmerkmale mehr Varianz des untersuchten Wohlbefindens aufklären als die erfassten Missbrauchscharakteristika. Daneben trug nach einer Untersuchung von Feiring, Taska und Chen (2002) die externale Schuldattribution zur Bewältigung des Missbrauchs bei.

1.7 Diagnostik und Therapie

Um sexuellen Missbrauch zu beenden und Hilfen für die Betroffenen einzuleiten, ist es wichtig, dass das Geschehene zur Sprache kommt (Arata, 1998). Internationale Studien zeigten jedoch wiederholt, dass sexueller Missbrauch im Kindes- und Jugendalter von den Betroffenen entweder mit erheblicher Verzögerung oder gar nicht offenbart wird (London, Bruck, Ceci & Shuman, 2005). In einer für Quebec repräsentativen Erwachsenenstichprobe, welche von Hébert, Tourigny, Cyr, McDuff und Joly (2009) befragt wurde, gaben 15,7 % der in ihrer Kindheit sexuell missbrauchten Frauen und 34,2 % der betroffenen Männer an, sich vor ihrer Studienteilnahme niemals offenbart zu haben. Von denjenigen, die diesen Schritt in der Vergangenheit gegangen waren, berichteten etwa die Hälfte nach ihrer ersten Viktimisierung fünf Jahre oder länger geschwiegen zu haben. Aufgrund von Verheimlichung oder verzögerter Offenbarung bleiben also viele Betroffene unerkannt und ohne Unterstützung. Viele Betroffene offenbaren sich nur, wenn sie ausdrücklich nach Missbrauchserfahrungen gefragt werden. Für die Befürchtung, Kinder und Jugendliche würden durch solche Befragungen geschädigt, gibt es keine empirische Grundlage. Zajac und Kollegen (2006) befragten beispielsweise 3.614 Jugendliche zwischen 12 bis 17 Jahren zu traumatischen Erlebnissen wie sexuellem Missbrauch, wobei lediglich 204 Befragte (5,7 %) einzelne Fragen als belastend bewerteten und nur acht Befragte nach dem Interview angaben, sehr traurig zu sein.

1.7.1 Behandlung von Traumafolgestörungen

Wirksamkeit von Psychotherapie ist gut belegt

In mehreren Metaanalysen (Harvey & Taylor, 2010; Hetzel-Riggin, Brausch & Montgomery, 2007; Macdonald et al., 2012; Meca, Alcázar & Soler, 2011) konnte die Wirksamkeit von Psychotherapie für sexuell missbrauchte Kinder und Jugendliche bestätigt werden. Harvey und Taylor (2010) fassten 39 Studien zusammen und konnten zeigen, dass kognitive Verhaltenstherapie im Mittel große Effekte auf die Symptome einer PTBS ($g = 1.37$) sowie hinsichtlich einer globalen Verbesserung ($g = 0.82$) erzielte. Des Weiteren zeigten sich in dieser Übersichtsarbeit mittlere Effekte durch kognitiv-behaviorale Therapie auf externalisierende Symptome ($g = 0.56$) sowie auffälliges Sexualerhalten ($g = 0.5$). Kleine Effekte konnten hinsichtlich der Förderung sozialer Kompetenzen sexuell missbrauchter Kinder und Jugendlicher durch kognitiv-behaviorale Behandlungen gezeigt werden ($g = 0.2$). Nach den Ergebnissen einer Metaanalyse von Traumatherapiestudien sind Psychoedukation, Entspannung sowie das Erstellen eines Traumanarrativs die drei Hauptwirkkomponenten (Dorsey, Briggs & Woods, 2011). Derzeit ist die traumafokussierte Kognitive Verhaltenstherapie (Tf-KVT; Cohen et al., 2009b) die am besten wissenschaftlich überprüfte und nachweislich wirksame Therapiemethode (Cohen, Deblinger, Mannarino & Steer, 2004; Deblinger, Mannarino, Cohen & Steer, 2006; Gillies, Taylor, Gray, O'Brien & D'Abrew, 2013). Die Tf-KVT zielt darauf ab, Strategien zur Stressbewältigung zu erlernen, durch graduierte Exposition das angstfreie Erinnern und die kognitive Bewältigung des Missbrauchs zu ermöglichen, dysfunktionales Vermeidungsverhalten abzubauen, verzerrte missbrauchsbezogene Kognitionen zu korrigieren sowie Sicherheitsstrategien zu entwickeln (vgl. den Band *Posttraumatische Belastungsstörung* von Steil und Rosner, 2009, aus dieser Reihe). Bezüglich der traumafokussierten psychodynamischen Therapie reicht die Datenlage nach den Ergebnissen eines systematischen Reviews (Parker & Turner, 2013) nicht aus, um deren Wirksamkeit beurteilen zu können. Es liegen bislang keine randomisierten, kontrollierten Studien vor, welche psychoanalytisch/psychodynamische Interventionen für Kinder und Jugendliche nach sexuellem Missbrauch untersuchen.

Auch für das Eye Movement Desensitization Reprocessing (EMDR) mit Kindern und Jugendlichen liegen bislang noch zu wenige methodisch gute Studien vor, sodass trotz vielversprechender Hinweise noch keine Bewertung zur Wirksamkeit dieser ebenfalls auf die Bewältigung des Traumas zielenden Therapiemethode für diese Altersgruppe vorgenommen werden kann (Rodenburg et al., 2009).

1.7.2 Dissemination evidenzbasierter Therapien

Unzureichende Verbreitung evidenzbasierter Therapien

Wie im vorherigen Abschnitt dargestellt, sind evidenzbasierte Therapien verfügbar, erreichen Patienten aber häufig gar nicht oder die Implementierung in der Praxis ist sehr zeitintensiv. Stewart und Chambless (2007) etwa befragten 591 amerikanische Therapeutinnen und Therapeuten dazu, ob die Psychotherapieforschung deren klinische Arbeit beeinflusse: Insgesamt wurden Ratschläge von Kollegen, klinische Erfahrung sowie Erfahrungen aus der Eigentherapie der Psychotherapieforschung als Informationsquellen vorgezogen. Um neue Forschungsergebnisse in die Routinen des Versorgungssystems zu integrieren, bedarf es demnach intensiverer Bemühungen. Vor allem die Bedeutung der Psychotherapeutenausbildung wird im Bestreben, evidenzbasierte Therapien zu verbreiten, betont (Seehagen, Pflug & Schneider, 2012). Aber auch über Schulungen hinaus besteht der Bedarf an Supervision und ggf. organisatorischer Unterstützung in der Implementierung (Cohen & Mannarino, 2008). Sigel, Benton, Lynch und Kramer (2013) untersuchten exemplarisch die Ressourcen, welche 17 amerikanische Programme zur Dissemination traumafokussierter Kognitiver Verhaltenstherapien einsetzten und ermittelten pro Bundesstaat Kosten in Umfang von ca. $ 500.000. Trotz dieser Herausforderungen ist die Implementierung von Tf-KVT in den USA im Vergleich zu Deutschland bereits deutlich weiter vorangeschritten und wird maßgeblich durch das Nationale Traumanetzwerk für Kinder (National Child Traumatic Stress Network, NCTSN) getragen. Seit 2012 fördert das Bundesministerium für Bildung und Forschung Forschungsverbünde zu den Verhaltensfolgen früher Gewalt, wovon einzelne Projekte auch die Vermittlung von Fertigkeiten und Kenntnissen verfolgen, welche über die Projektlaufzeiten hinaus bestehen bleiben sollen (Schäfer, Goldbeck & Rosner, 2015).

1.7.3 Täterbezogene Interventionen

Sexuell aggressive Jugendliche stellen eine heterogene Gruppe dar, was vor der Therapie eine differenzierte Diagnostik erforderlich macht, auch um das Risiko für erneute sexuelle Übergriffe abschätzen zu können. Dabei ist nicht nur die Unterscheidung zwischen *child offender* und *peer offender* bedeutsam (vgl. Kapitel 1.5), sondern auch eine umfassende Erfassung von mit dem sexuell aggressiven Verhalten verbundenen psychosozialen Faktoren. Aebi und Kollegen (2012) unterscheiden aufgrund ihrer Untersuchung an 223 männlichen Sexualstraftätern (Durchschnittsalter 15,64 Jahre bei Verurteilung) beispielsweise fünf Dimensionen mit unterschiedlichen Risikofaktoren für die Entstehung von Sexualdelinquenz, die einzeln oder in Kombination bei jugendlichen Sexualstraftätern vorliegen können. Die erste Dimension beschreibt einmalige Täter, die einen schweren sexuellen Übergriff gegenüber einem verwandten Kind begangen haben. Bei diesen Tätern spielt möglicherweise die Gelegenheit durch den Zugang zu einem verwandten Kind eine Rolle und die bereits bestehende Beziehung erleichtert es, auch ohne Gewalt schwere Übergriffe zu vollziehen. In der zweiten Dimension sind sexuelle Übergriffe mit einer generellen Delinquenz und Migrationshintergrund verbunden. Die dritte Dimension berücksichtigt ältere Jugendliche, bei denen Alkoholmissbrauch und familiäre Probleme eine zentrale Rolle spielen. Die vierte Dimension spiegelt Täter wider, die zahlreiche sexuelle Übergriffe unter Einsatz von körperlicher oder verbaler Gewalt begehen, und bei denen häufig ein Migrationshintergrund und ein geringer sozioökonomischer Status vorliegen. Die fünfte Dimension beschreibt hingegen Täter, die multiple, unbekannte Opfer missbrauchen. Insbesondere bei dieser Dimension sei von einem hohen spezifischen Rückfallrisiko auszugehen. Janka et al. (2011) konnten zudem beispielsweise zeigen, dass bei jugendlichen und heranwachsenden Sexualstraftätern Dissozialität weniger Prognoserelevanz für erneute Sexualdelinquenz als Bindungsschwäche (detachment) und sexuelle Devianz besitzt.

Diagnostik und Therapie mit sexuell aggressiven Kindern und Jugendlichen

Die Diagnostik bei sexuell aggressiven Kindern und Jugendlichen sollte demnach neben einer allgemeinen kinder- und jugendpsychiatrischen Diagnostik und der dezidierten Erfassung von sexuellen Verhaltensauffälligkeiten auch das soziale Umfeld, Traumata, Bindungsverhalten, weitere dissoziale Verhaltensweisen, aber natürlich auch Ressourcen und die Veränderungs- und Behandlungsbereitschaft erfassen. Berücksichtigt werden muss dabei stets, dass bei vielen Kindern und Jugendlichen, aber oft auch bei ihren Eltern und Bezugspersonen, eine ausgesprochene Verleugnungs- und Bagatellisierungstendenz besteht, sei es aus Scham oder um negative Konsequenzen zu vermeiden. Bei der Durchführung der Diagnostik und einer Therapie muss zudem stets das Spannungsfeld berücksichtigt werden, in dem diese durchgeführt werden. Viele sexuell aggressive Jugendliche werden von Gerichten oder Institutionen zur Therapie aufgefordert, sodass zunächst nicht von einer intrinsischen Motivation auszugehen ist. Gleichzeitig soll der Jugendliche sich öffnen und Vertrauen haben, muss aber damit rechnen, dass er negative Konsequenzen erfährt, wenn er offen über beispielsweise deviante Fantasien spricht, und wenn mit der Behandlung auch eine Einschätzung des Rückfallrisikos erwartet wird. Auch als Therapeutin bzw. Therapeut bewegt man sich in diesem Spannungsfeld, eine therapeutische Beziehung aufzubauen, dem Jugendlichen mit Respekt und Wohlwollen zu begegnen, ihn jedoch gleichzeitig mit seiner Tat konfrontieren zu müssen.

Therapeutische Verfahren für sexuell aggressive Jugendliche wurden zunächst in den 1980er und 1990er Jahren des letzten Jahrhunderts aus Therapien für erwachsene Sexualstraftäter entwickelt (Dwyer & Letourneau, 2011). Zwar sind mittlerweile viele Verfahren für die Bedürfnisse von Jugendlichen adaptiert worden, allerdings fehlen bislang noch verlässliche Untersuchungen zur Wirksamkeit von entsprechenden Therapien sowie aktuelle nationale und internationale Leitlinien zur Behandlung von sexuell aggressiven Jugendlichen. Aufgrund der bislang vorliegenden Untersuchungsergebnisse können für die Behandlung von sexuell übergriffigen Jugendlichen primär kognitiv-behaviorale Therapieverfahren sowie die Multisystemische Therapie empfohlen werden.

Kognitiv-behaviorale Therapien werden im Einzel- und Gruppensetting durchgeführt. Sie beinhalten in der Regel neben psychoedukativen Elementen zu Sexualität im Allgemeinen und zu sexueller Gewalt insbesondere ein Training sozialer Kompetenzen und zur Beziehungsgestaltung, Strategien zum Umgang mit Ärger und aggressiven Impulsen (Ärgermanagement) sowie häufig auch Entspannungsverfahren und Elemente zur Förderung der Opferempathie (Dwyer & Letourneau, 2011; Långström et al., 2013). Häufig wird die kognitiv-behaviorale Therapie noch um Elemente der Rückfallprophylaxe (relapse-prevention) ergänzt, bei der es u. a. um die Identifikation und Vermeidung von Situationen kommt, die mit einer Erhöhung des Risikos für erneut sexuell aggressives Verhalten einhergehen.

Das Sexual Abuse: Family Education and Treatment (SAFE-T) Programm beispielsweise schließt sexuell aggressive Jugendliche und ihre Familien ein und basiert auf den Bausteinen Förderung der Einsicht und Verantwortung für frühere Delikte, Rückfallprophylaxe, Verstärkung der Empathie für die Opfer, Verbesserung sozialer Beziehungen, Bearbeitung der Folgen traumatischer Erfahrungen, Verbesserung der familiären Kommunikation und Förderung prosozialer sexueller Einstellungen und Überzeugungen. In einer prospektiven Untersuchung zeigte sich über einen Zeitraum von durchschnittlich 16,23 Jahren, dass Jugendliche, die an dem Therapieprogramm teilnahmen (n = 58), signifikant seltener sowohl wegen sexueller (Rückfallrate 9 % vs. 21 %) als auch nicht sexueller Gewaltdelikte (Rückfallrate 22 % vs. 39 %) auffällig wurden als Jugendliche, die keine entsprechende Therapie erhielten (n = 90) (Worling et al., 2010).

Die Multisystemische Therapie ist eine intensive Therapie, die die Familie und den Jugendlichen, aber auch das soziale Umfeld einbindet. Interventionen umfassen etwa drei Stunden pro Woche für mehrere Monate und die für die Familie zuständige Therapeutin bzw. Therapeut soll in Krisensituationen rund um die Uhr als Ansprechpartnerin bzw. -partner zur Verfügung stehen. Auf der Ebene der Familie sind die Therapieziele insbesondere die Reduktion von Verleugnung des Übergriffs, die Beseitigung von Hindernissen für einen effektiven Erziehungsstil, Steigerung des elterlichen Wissens, Förderung der Kommunikation zwischen den Familienmitgliedern sowie die Förderung des elterlichen Monitorings. Auf der Ebene des Jugendlichen stehen im Mittelpunkt der Behandlung eine Verbesserung sozialer Fertigkeiten, die Integration in Gruppen nicht delinquenter Gleichaltriger, die Verhinderung der Integration in delinquente Gruppen sowie das Vermeiden von Risikosituationen. In einer randomisierten, kontrollierten Studie mit insgesamt 48 sexuell aggressiven Jugendlichen konnte für einen Beobachtungszeitraum von 8,9 Jahren die Wirksamkeit nachgewiesen werden. So zeigten Jugendliche in der Behandlungsgruppe signifikant seltener erneute Delikte als unspezifisch behandelte Jugendliche der Kontrollgruppe, sowohl in Bezug auf erneute Sexualdelinquenz (8 % vs. 46 %) als auch allgemeine Delinquenz (29 % vs. 58 %) (Borduin et al., 2009). Dabei erwiesen sich insbesondere eine Verbesserung der elterlichen Aufsicht und die Verhinderung der Integration in eine delinquente Gleichaltrigengruppe als bedeutsame Wirkfaktoren (Henggeler et al., 2009).

Interventionen bei Kindern mit sexuell übergriffigem Verhalten umfassen ähnliche Elemente wie die Behandlung von sexuell aggressiven Jugendlichen, also insbesondere Psychoedukation, Vermittlung von Wissen über Sexualität, Training sozialer Kompetenz und der Emotionsregulation, aber auch Spieltherapie. Ein zentraler Punkt bei der Behandlung von Kindern ist das Einbeziehen der Eltern. In einer Metaanalyse, die 11 Studien mit Kindern im Alter zwischen 3 bis 12 Jahren untersuchte, zeigte sich für die Behandlung von sexuellem Problemverhalten mit einer Effektstärke von insgesamt 0,46 eine deutliche Abnahme dieses Verhaltens. Als Wirkfaktoren haben sich dabei auf Elternebene insbesondere die Faktoren Elterntraining/Verhaltensmanagement, Vermittlung von Regeln über Sexualverhalten, Sexualaufklärung, sowie Wissen über Missbrauchsprävention erwiesen, auf Kinderebene insbesondere Selbst-Kontroll-Techniken und eine Behandlung bereits im Vorschulalter (Amand et al., 2008).

Einbezug erwachsener Bezugspersonen

Die Arbeit mit den Eltern und Bezugspersonen sollte aber auch bei sexuell aggressiven Jugendlichen einen wichtigen Stellenwert einnehmen. So kommen viele sexuell aggressive Jugendliche nicht nur aus problematischen Verhältnissen, mit dem sexuell aggressivem Verhalten des Kindes oder Jugendlichen gehen bei Eltern auch Gefühle des Versagthabens und der Hilflosigkeit, Schuld- und Schamgefühle, aber oftmals auch Verleugnung einher. Besonders komplex ist die Situation, wenn es zu inzestuösen Übergriffen gekommen ist. Nach Worley, Church und Clemmons (2012) umfassen potenzielle Behandlungsphasen in der Arbeit mit Eltern von sexuell aggressiven Kindern und Jugendlichen zunächst die Auseinandersetzung mit dem Bekanntwerden der Tat und eine diagnostische Einschätzung der familiären Ressourcen. In einem weiteren Schritt kann dann versucht werden, die Tat und ihre Auswirkungen auf das familiäre

System zu klären und eine Rekonstruktion der Familie bzw. eine Wiederzusammenführung durchzuführen, wenn das Kind oder der Jugendliche beispielsweise stationär behandelt wurde oder inhaftiert war. Insbesondere der Punkt der Rekonstruktion bzw. Wiederzusammenführung ist gut zu prüfen bei intrafamiliärem Missbrauch. Den Abschluss der Familienarbeit bilden Beendigung der Therapie und die Nachsorge. Als Interventionsformen werden neben Familientherapie auch Selbsthilfegruppen und die Multi-family group therapy (MFGT), eine Gruppentherapie mit mehreren Familien, vorgeschlagen. Bei eigenen Missbrauchserfahrungen der Eltern ist auch eine Einzeltherapie für diese indiziert.

Auch wenn die Ergebnisse trotz z. T. methodischer Schwächen der eingeschlossenen Studien vorsichtig bewertet werden müssen, konnte eine Metaanalyse, die neun Studien zur Behandlung von sexuell aggressiven Jugendlichen mit insgesamt 2.986 Teilnehmern (Durchschnittsalter 14,6 Jahre) einschloss, zeigen, dass die Behandlung sexuell aggressiver Jugendlicher prinzipiell wirksam ist (durchschnittliche Effektstärke 0,43) (Reitzel & Carbonell, 2006). Die Rückfallrate für Sexualdelikte bei einem durchschnittlichen Katamnesezeitraum von 59 Monaten lag bei behandelten Jugendlichen bei 7,37 %, bei unbehandelten Jugendlichen bei 18,93 %. Bei den eingeschlossenen Behandlungsprogrammen handelte es sich überwiegend um kognitiv-behaviorale Einzel- und Gruppentherapien oder um die Multisystemische Therapie.

Rückfallrisiko

Bei erwachsenen Straftäten haben sich insbesondere Interventionen als erfolgreich erwiesen, die sich an dem sog. Risk-Need-Responsivity-Prinzip (RNR) orientieren (Hanson, Bourgon, Helmus & Hodgson, 2009). Dementsprechend soll sich die Intensität der Therapie vor allem an dem Rückfallrisiko („risk“) orientieren, d. h. vor allem Tätern mit hohem Rückfallrisiko zur Verfügung stehen, während bei Tätern mit einem geringeren Rückfallrisiko eine spezialisierte Therapie unter Umständen das Rückfallrisiko sogar erhöhen kann. Im Mittelpunkt der Therapie sollen vor allem Schwierigkeiten und Auffälligkeiten stehen, die einen Risikofaktor für einen Rückfall darstellen, während nicht mit einem erhöhten Rückfallrisiko verbundene Probleme weniger beachtet werden sollen („need“). Der dritte Aspekt („responsivity“) beinhaltet, dass das therapeutische Vorgehen den Bedürfnissen und Fähigkeiten des Patienten angepasst werden sollte (z. B. kulturelle Aspekte, verbale Fähigkeiten).

Auch in der Therapie mit sexuell aggressiven Kindern und Jugendlichen sollten insbesondere die Aspekte in der Therapie berücksichtigt werden, die mit einem erhöhten Risiko für eine erneute Sexualdelinquenz einhergehen. Als wahrscheinliche, prinzipiell veränderbare Risikofaktoren, die mit erneuter Sexualdelinquenz einhergehen, gelten dabei vor allem das Vorliegen devianter sexueller Kognitionen, soziale Isolation und dissoziale Verhaltensweisen sowie ein Therapieabbruch (Hanson & Yates, 2013). Aspekte wie fehlende Opferempathie, Verleugnung des Deliktes oder fehlende Sexualaufklärung haben hingegen wahrscheinlich keinen Einfluss auf das Rezidivrisiko. Pullmann und Seto (2012) betonen für die Therapieplanung und die Bewertung des Rückfallrisikos auch die Bedeutung der Unterscheidung, ob es sich bei dem sexuell übergriffigen Verhalten um ein Verhalten handelt, das im Rahmen einer allgemeinen dissozialen Entwicklung auftritt, oder es unabhängig von weiteren dissozialen Verhaltensweisen zu beobachten ist (vgl. Kapitel 1.5). Problematisch bei der Untersuchung von Risikofaktoren und der Überprüfung der Wirksamkeit von Therapie ist die geringe Basisrate für einschlägige Rückfälle. So zeigte eine Studie von Aebi et al. (2012) an 223 männlichen Sexualstraftätern (Alter 15,64 Jahre bei Verurteilung) über einen Katamnesezeitraum von durchschnittlich 4,3 Jahren eine Rückfallquote für Sexualdelikte von 3,1 %, für Gewaltdelikte von 16,6 % und für allgemeine Delinquenz von 44,8 %. Ähnliche Ergebnisse fanden sich bei einer Aktenanalyse von 39.248 delinquenten Kindern und Jugendlichen (Durchschnittsalter 14,02 Jahre bei Beginn der Delinquenz). Jugendliche mit Sexualdelikten zeigten ein einschlägiges Rückfallrisiko von 4,2 %, aber ein generelles Rückfallrisiko für irgendein nicht sexuelles Delikt von 40,96 %. Wichtigste Risikofaktoren für ein erneutes Sexualdelikt waren begangene frühere sexuelle und nicht sexuelle Delikte, kindliches Opfer sowie jüngeres Alter zum Zeitpunkt der Tat (Christiansen & Vincent, 2013). Eine Untersuchung an 193 sexuell aggressiven Jugendlichen (Durchschnittsalter 15,26 Jahre) zeigte durchschnittlich 7,24 Jahre nach einer stationären Behandlung ein einschlägiges Rückfallrisiko von 8,3 % (Spice, Viljoen, Latzman, Scalora & Ullman, 2012). Wichtigster Risikofaktor war die Gelegenheit zum Rückfall. Für übrige Gewaltdelikte bestand ein Rückfallrisiko von 14 %, wobei wichtigste Risikofaktoren frühere Delikte sowie Kontakt zu einer delinquenten Gleichaltrigengruppe waren.

Therapien mit sexuell aggressiven Jugendlichen sollten dementsprechend neben devianten sexuellen Kognitionen daher vor allem das soziale Umfeld und eventuelle dissoziale Verhaltensweisen berücksichtigen sowie die Eltern bzw. primären Bezugspersonen in die Behandlung einbeziehen. Der letzte Aspekt ist auch dann wichtig, wenn die Behandlung im Rahmen einer stationären Unterbringung erfolgt, der Jugendliche aber in sein bisheriges Umfeld zurückkehren soll.

2 Rechtliche Rahmenbedingungen, Leitlinien und Handlungsempfehlungen

Merke:

In der klinischen Versorgung sexuell missbrauchter Kinder und Jugendlicher gelten die allgemeinen Leitlinien für die Psychodiagnostik von Kindern und Jugendlichen (vgl. Band 2 zur Diagnostik in der Leitfaden-Reihe: Döpfner & Petermann, 2012) sowie für die ggf. vorliegenden spezifischen psychischen Störungen (vgl. die jeweiligen störungsspezifischen Leitlinien). Die folgenden spezifischen Leitlinien tragen der Tatsache Rechnung, dass sexueller Missbrauch als verkomplizierender Faktor besondere Herausforderungen für Diagnostik, Behandlungsplanung und -durchführung mit sich bringt.

Die Leitlinien (vgl. Tabelle 2) beginnen mit einer Darstellung und Erläuterung der wichtigsten rechtlichen Rahmenbedingungen und Prinzipien der Aufgabenteilung und Kooperation zwischen den Hilfesystemen sowie ggf. mit den Strafverfolgungsbehörden und Gerichten. Dann werden der zeitliche Rahmen für Diagnostik und Intervention sowie Grundprinzipien bei der Klärung von Hinweisen auf Missbrauch, bei der Gefährdungseinschätzung und in der ersten Beratung bzw. Psychoedukation Betroffener erläutert. Anschließend werden Prinzipien der differenzialdiagnostischen Abklärung des Hilfe- und Therapiebedarfs sexuell missbrauchter Kinder und Jugendlicher dargestellt. Danach folgen Leitlinien für zielgerichtete, evidenzbasierte Interventionen. Hierbei werden empirisch bewährte Prinzipien für die Therapie von Betroffenen unter Einbeziehung ihrer Bezugspersonen dargestellt. Ein weiterer Abschnitt beschäftigt sich mit Interventionen für minderjährige Sexualstraftäter.

Jede Leitlinie beginnt mit einer Zusammenfassung der wichtigsten Inhalte in einem Kasten, gefolgt von Erläuterungen des Rationals der Leitlinie im anschließenden Textabschnitt. Für Praxismaterialien, die bei der Umsetzung der Leitlinien behilflich sein können, sei auf die Kapitel 3 und 4 verwiesen.

Tabelle 2: Übersicht über die Leitlinien zu Diagnostik und Behandlung nach sexuellem Missbrauch

L1	Zeitlicher Rahmen für Diagnostik und Intervention
L2	Aktives Trauma- und Belastungsscreening
L3	Klärung von Hinweisen auf Missbrauch

Tabelle 2: Fortsetzung

L4	Dokumentation der Hinweise auf einen sexuellen Missbrauch
L5	Beratung und Psychoedukation nach Feststellung eines Missbrauchs
L6	Kooperation im Kinderschutz
L7	Gefährdungseinschätzung
L8	Beteiligung des Betroffenen Kindes oder Jugendlichen
L9	Beteiligung von Bezugspersonen
L10	Traumafokussierte Psychodiagnostik
L11	Stellenwert körperlicher Untersuchungen
L12	Traumafokussierte Psychotherapie
L13	Komponenten traumafokussierter Psychotherapie
L14	Stellenwert psychopharmakologischer Interventionen bei Missbrauchsfolgestörungen
L15	Evaluation von Interventionen
L16	Interventionen mit minderjährigen Tätern und Täterinnen

2.1 Rechtlicher Rahmen der klinischen Versorgung sexuell missbrauchter Kinder und Jugendlicher

Die Herstellung von Schutz im Fall einer anhaltenden Gefährdung hat Priorität

Geschützte sichere Lebensverhältnisse herstellen

Eine Therapie in einer Situation, in der Kinder weiter missbraucht werden, ist unsinnig. Vorrangig ist die Herstellung eines Sicherheit bietenden Umfelds, am besten bei einer das Kind unterstützenden sorgeberechtigten Person (z. B. auch durch Wegweisung oder Näherungsverboten gegenüber beschuldigten Familienangehörigen oder Bekannten) oder durch Inobhutnahme in einer dafür geeigneten Einrichtung oder durch richterliche Eingriffe in das Sorgerecht der Erziehungsberechtigten, wenn diese sich nicht unterstützend verhalten.

Der rechtliche Königsweg im Kinderschutz ist in der Regel die Zusammenarbeit mit der Jugendhilfe und der zivilrechtliche Weg mit Auflagen und Eingriffen in die elterliche Sorge über das Familiengericht.

Rechtliche Fragen verunsichern. Kinder- und Jugendlichenpsychotherapeutinnen und -therapeuten sowie Angehörige anderer Heilberufe sollten nicht ermitteln. Wichtig ist es, auch die Definitionen im Strafrecht zu kennen, weil ungefähr die Hälfte aller Fälle bei denen ursprünglich eine Strafanzeige vermieden werden sollte, später im Strafrecht landen (Fegert, Schnoor, Kleidt, Kindler & Ziegenhain, 2009).

Im Strafrecht gilt der Zweifelsgrundsatz: „Im Zweifel für den Angeklagten." Insofern wird regelmäßig die belastende Aussage eines betroffenen Kindes oder Jugendlichen infrage gestellt. Es kommt häufig zu Begutachtungen. Werden Behandelnde rechtskräftig von der Schweigepflicht entbunden, müssen sie oft Jahre später in solchen Verfahren aussagen. Deshalb sollten Mitteilungen von Kindern und Jugendlichen detailliert dokumentiert werden.

Auswirkungen auf das in Behandlung befindliche Kind beachten und erläutern

Bei Missbrauch in Institutionen besteht die Gefahr, dass ein Täter mehrere Opfer hat. Die Leitlinie vom Runden Tisch sexueller Kindesmissbrauch zu Missbrauch in Institutionen legt deshalb hier eine Strafanzeige nahe. Auch schulrechtliche Bestimmungen verpflichten Schulen zu einem solchen Vorgehen. In Einrichtungen der Jugendhilfe bestehen größere Ermessensspielräume. Die Aufgabe der Behandlerin bzw. des Behandlers besteht darin, insbesondere auf die möglichen Auswirkungen für das in Behandlung befindliche Kind und auf dessen artikulierten Willen hinzuweisen.

Schweigepflicht nicht als Vorwand nutzen

In einer Rechtsgüterabwägung zwischen der Schweigepflicht und der unmittelbar bedrohten Unversehrtheit und Würde des Kindes (Art. 3 GG) kann die Schweigepflicht, um Schlimmeres zu verhindern, nach einer gut zu dokumentierenden Güterabwägung, auch gegenüber dem Familiengericht gebrochen werden. Das Bundeskinderschutzgesetz regelt eine Befugnis für Berufsgeheimnisträger, sich in solchen Fällen an die Jugendhilfe zu wenden. Es besteht auch ein Rechtsanspruch auf Beratung durch eine insofern erfahrene Fachkraft (§ 4 KKG).

Soziales Entschädigungsrecht als mögliche Ressource beachten

(Zusätzliche) Therapien sind hierüber finanzierbar, zunehmend auch Akutinterventionen in sogenannten spezialisierten Opferambulanzen.

Sexualisierte Gewalt in Abhängigkeitsverhältnissen, z. B. in der Familie, in Institutionen und Vereinen, oder aber auch Übergriffe und ungewollte sexuelle Handlungen unter Gleichaltrigen sind häufige Phänomene, sodass sich in der Kinder- und Jugendlichenpsychotherapie und in der Kinder- und Jugendpsychiatrie sowohl im Rahmen der Diagnostik als auch im Laufe von Behandlungen immer wieder Fragen nach der rechtlichen Einordnung von Angaben von Patienten, Eltern oder anderen Bezugspersonen ergeben. Gerade wenn es um solch schwerwiegende Ereignisse geht, möchte man alles richtig machen und sucht deshalb häufig im Recht Handlungsleitung und Orientierung. Dabei ist sowohl für Betroffene wie auch für manche Therapeutinnen und Therapeuten schwer zu verstehen oder gar schwer zu ertragen, dass empfundenes Unrecht sowie der Wunsch nach Gerechtigkeit häufig wenig mit den Prozeduren und Ergebnissen in der Rechtsprechung zu tun haben. Rechtliche Verfahren können die Belastung, welche durch die Tat gesetzt wurde, noch mehren. Man spricht dann von „sekundärer Viktimisierung". Es ist wichtig, dass Psychothe-

Kenntnis um die rechtlichem Rahmenbedingungen ist wichtig

rapeutinnen und Psychotherapeuten, die mit Kindern und Jugendlichen arbeiten, die rechtlichen Rahmenbedingungen und die Möglichkeiten der Unterstützung von Betroffenen gegen Ohnmacht und Hilflosigkeitserleben kennen, einerseits um Betroffene und unterstützungswillige Eltern in alltagsrelevanten Fragen richtig beraten zu können, andererseits um durch das eigene Vorgehen, z.B. durch hinreichende Dokumentation etc., auch für spätere Verfahrensabläufe gewappnet zu sein. Barbara Kavemann (2015) bringt den Grundwiderspruch, der viele Therapeutinnen und Therapeuten, aber auch andere Helferinnen und Helfer irritiert, folgendermaßen zum Ausdruck: „Die Logik der Strafjustiz, des Unterstützungssystems und der Kinder und Jugendlichen unterscheiden sich.“ (S. 76). Es sei betont, dass viele rechtliche Schritte eben nicht von den betroffenen Kindern und Jugendlichen selbst veranlasst werden, sondern oft wird über ihren Kopf hinweg – scheinbar zu ihrem Besten – entschieden. Die betroffenen Kinder und Jugendlichen müssen aber die Folgen der Entscheidungen dann persönlich tragen (vgl. auch exemplarischen Entscheidungsbaum in Kapitel 4, M02).

Im Folgenden werden Rahmenbedingungen und zentrale Begriffe erläutert, um Wahlmöglichkeiten primär aus der Sicht betroffener Kinder und Jugendlicher, beziehungsweise unterstützender sorgeberechtigter Personen, aufzuzeigen (vgl. Abbildung 1).

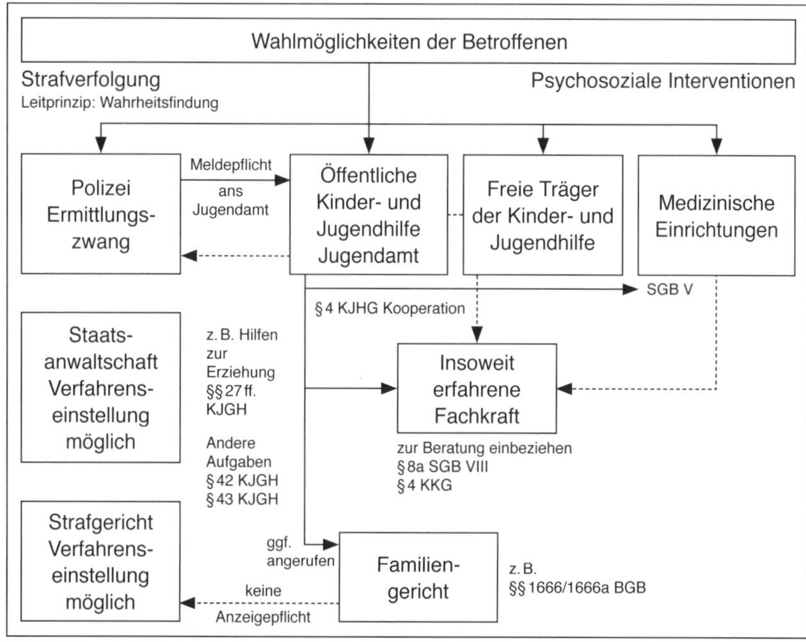

Abbildung 1: Die Interventionsmöglichkeiten bei sexuellen Übergriffen auf Kinder und Jugendliche in Deutschland (angepasst nach Fegert, Berger, Klopfer, Lehmkuhl U. & Lehmkuhl G., 2001)

Grundsätzlich zu unterscheiden sind einerseits der strafrechtliche Weg (Strafverfolgung), bei dem vor Gericht die Wahrheitsfindung (Zweifelsgrundsatz muss berücksichtigt werden) hinsichtlich einer möglichen Straftat und damit der Täter im Mittelpunkt steht, und Interventionen im Unterstützungssystem der Jugendhilfe und des zivilrechtlichen Kinderschutzes andererseits, wo das Kindeswohl die zentrale handlungsleitende Maxime ist.

Methodisch gesprochen bedeutet dies, dass die Aussage eines Kindes in einem strafrechtlichen Kontext primär unter dem Aspekt der Spezifität und Glaubhaftigkeit betrachtet werden muss. Zentral ist also, ob die Hinweise hinreichend detailliert und eindeutig ereignis- und personenbezogen sind, sodass für einen definierten Tatzeitpunkt die Verletzung gegebener Rechtsnormen eindeutig einer angeschuldigten Person zuzuordnen ist. Im Verfahren geht es nicht primär um die betroffenen Kinder und deren Schutz, sondern das Verfahren dient dazu, im Falle einer Anklage dem Beschuldigten einen fairen Prozess zu bieten. Dabei gilt der uralte Zweifelsgrundsatz: „in dubio pro reo“, im Zweifel für den Angeklagten.

Die Glaubhaftigkeitsbegutachtung spielt deshalb gerade bei Aussagen von Kindern und Jugendlichen in Strafverfahren eine zentrale Rolle. Für die Begutachtung sind der Entstehungskontext einer Aussage und die erste Präsentation des Themas, z. B. im therapeutischen Setting, von hoher Relevanz.

Merke:

Selbst wenn man in dieser Situation gar nicht an eine Strafanzeige denkt und das Ganze noch nicht richtig einordnen kann, ist es deshalb wichtig, den Kontext erster Aussagen von Kindern und Jugendlichen oder ihrer Angehörigen genau zu beschreiben und das Gesagte möglichst detailliert zu protokollieren. Wichtig ist dabei auch, ob Nachfragen gestellt wurden, ob andere Erlebnisse, Fremdbeispiele, z. B. bei einer Klassenkameradin, die Aussage triggerten.

Relevanz der sorgfältigen Dokumentation von Gesprächen

Es geht im Folgenden nicht darum, Details der Aussagepsychologie zu erläutern. Vielmehr muss es allerdings zur Fachlichkeit in der Kinder- und Jugendlichenpsychotherapie gehören, die (strafrechtlichen) Verfahrensabläufe durch möglichst exakte Angaben zu unterstützen. Dies kann gegebenenfalls auch Jahre später relevant werden, falls es zu einem Strafverfahren kommt und die Betroffenen die Behandlerin oder den Behandler von der Schweigepflicht entbinden.

Detaillierte Informationen zu rechtlichen Rahmenbedingungen, Fragen des zivilrechtlichen Kinderschutzes, der Unterstützung und Verfahrensbegleitung für Kinder, sowie Themen der Aussagepsychologie werden ausführlich in Volbert (2015) dargestellt. Darüber hinaus geht die Verfasserin auf die Gesprächsführung mit betroffenen Kindern und Jugendlichen in ungeplanten „Disclosure"-Situationen und Befragungen ein, beispielsweise wenn sich ein Kind spontan selbst mitteilt oder wenn Elternteile oder eine Schule Hinweise gegeben haben.

Hilfreiche Materialien:

Exemplarischer Entscheidungsbaum: Vorgehen bei Hinweisen auf Kindeswohlgefährdung durch sexuellen Missbrauch, Vernachlässigung oder Misshandlung (vgl. M02, S. 90).

2.1.1 Grundsätzliche Informationen zu den Straftaten gegen die sexuelle Selbstbestimmung (13. Abschnitt des Strafgesetzbuches [StGB])

Häufig wird in der allgemeinen Debatte oder auch in klinisch-fallbezogenen Gesprächen in der Supervision generell von sexuellem Missbrauch oder sexualisierter Gewalt, von Grenzverletzungen oder Übergriffen gesprochen. Man meint dann oft, dass man hinreichend präzise Auskünfte gegeben hat, um den weiteren Verlauf eines Falls einschätzen zu können. Für die mögliche strafrechtliche Perspektive ist es allerdings wichtig, bestimmte normative Festlegungen zu kennen, um überhaupt einschätzen zu können, ob in einem entsprechenden Fall ein Anfangsverdacht im strafrechtlichen Sinne und wenn ja, für welche Deliktart vorliegt. Die meisten Helfer, insbesondere auch Angehörige der Heilberufe, lehnen eine Strafanzeige ab (vgl. Fegert et al., 2001). Dennoch kommt es innerhalb von zwei Jahren nach Bekanntwerden eines Missbrauchs bei mehr als 50 % der Fälle zu einer Strafanzeige durch Dritte, z. B. durch Angehörige, Bekannte und Freunde oder andere professionelle Berufsgruppen. Deshalb ist es wichtig, Straftatbestände und die Rahmenbedingungen des Strafverfahrens zu kennen, um Kinder und ihre Familien einerseits klinisch beraten (keine Rechtsberatung!) und andererseits nach einer Schweigepflichtsentbindung möglichst hilfreiche, detaillierte Aussagen vor Gericht machen zu können. Strafverfahren dauern meist relativ lange.

Merke:

Eine Strafanzeige ist in der Regel nicht der Weg, um gefährdete Kinder zu schützen. Eine Strafanzeige entbindet Helfer insofern nicht davon, Schutz- und Hilfsmaßnahmen für das betroffene Kind zu planen und umzusetzen.

Da es sich bei den im Folgenden beschriebenen Straftaten um Offizialdelikte handelt, sind Strafanzeigen irreversibel. Das heißt, dass die Strafverfolgungsbehörden (Polizei und Staatsanwaltschaft) einem Ermittlungszwang unterliegen. Bei Jugendlichen entsteht oft der Wunsch, eine

Strafanzeige zurückzuziehen, nachdem sie realisiert haben, was alles auf sie zukommt, z. B. dass sie ausführlich aussagen müssen, während der Angeschuldigte das Recht hat, zu den Vorwürfen zu schweigen. Dies ist bei Offizialdelikten jedoch nicht möglich. Eine Einstellung des Verfahrens kann erst durch die Staatsanwaltschaft nach Prüfung der Ermittlungsergebnisse erfolgen. Bisweilen sind solche Einstellungsbescheide leider immer noch wertend in Bezug auf die von den Betroffenen getroffenen Aussagen, was zu akuten, schweren psychischen Belastungen führen kann. Oft hat es die Betroffenen viel Überwindung gekostet, Strafanzeige zu stellen. Dann hören sie längere Zeit nichts und erhalten schließlich einen kurzen Schriftsatz, der darlegt, dass das Verfahren z. B. wegen „zweifelhafter" Aussagen eingestellt wurde. In solchen Situationen kann tiefe Beschämung bis hin zu suizidalen Krisen auftreten. Insofern ist es für die Therapeutin bzw. den Therapeuten wichtig zu betonen, dass Schriftwechsel und Bescheide innerhalb der Therapie besprochen werden können. Therapeutinnen und Therapeuten müssen im Kontext sexuellen Missbrauchs die Verfahrenswege im strafrechtlichen und zivilrechtlichen Bereich kennen, um Kinder, Jugendliche und ihre unterstützenden sorgeberechtigten Elternteile bezüglich ihrer Optionen zu beraten.

Bei der Einordnung von Sexualstraftaten gilt es, Altersgrenzen zu beachten. Kind im Sinne des Sexualstrafrechts ist jede Person bis zur Vollendung des 14. Lebensjahrs, das heißt um Mitternacht vor dem 14. Geburtstag endet in diesem strafrechtlichen Sinne die Kindheit. Jugendliche sind alle jungen Menschen ab dem Alter von 14 Jahren bis zur Vollendung des 18. Lebensjahres (also bis Mitternacht vor dem 18. Geburtstag).

Für die Einordnung der Sexualdelikte sind *Schutzaltersgrenzen* relevant. Sexueller Missbrauch von Kindern betrifft definitionsgemäß nach § 176 StGB Kinder unter 14 Jahren. Bei diesen Kindern ist „jeder sexualbezogene Umgang" unter Strafe gestellt. Bereits der Versuch ist strafbar. Dies gilt auch für scheinbar einvernehmliche Handlungen! In § 176 a StGB wird der schwere sexuelle Missbrauch speziell definiert. Während allgemein der sexuelle Missbrauch von Kindern als Vergehen angesehen wird, ist der schwere sexuelle Missbrauch nach § 176 a StGB ein Verbrechen. Zu den Formen schweren sexuellen Missbrauchs gehören Missbrauch durch Beischlaf oder beischlafähnliche Handlungen mit Eindringen in den Körper des Kindes, also neben dem Beischlaf Oral- oder Analverkehr, digitale Penetration, Einbringen von Gegenständen in Scheide oder Anus etc. Gemeinschaftlicher sexueller Missbrauch nach § 176 a Abs. 2 Nr. 2 StGB wird festgestellt, wenn mindestens zwei Personen als Täter zusammenwirken.

Entbindung eines Behandlers von der Schweigepflicht

Im Kontext von Ermittlungen und Strafverfahren zu sexuellem Missbrauch von Kindern können (Kinder- und Jugendlichen-)Psychotherapeutinnen und -therapeuten oder andere behandelnd Tätige von den betroffenen Kindern bzw. ihren Sorgeberechtigten von der Schweigepflicht entbunden werden und müssen dann vor Gericht aussagen. Teilweise kann das Gericht an solche sachverständigen Zeugen auch weitergehende Fragen neben der Zeugenaussage stellen. Diese Fragen betreffen dann in der Regel die Gefahr schwerer Gesundheitsschädigung durch die angeschuldigten Taten, denn nach § 176 a Abs. 2 Nr. 3 StGB werden alle sexuellen Handlungen an einem Kind, also auch Handlungen, die ein Täter von einem Kind an sich vornehmen lässt, bestraft, wenn „der Täter das Kind durch die Tat in die Gefahr einer schweren Gesundheitsschädigung oder einer erheblichen Schädigung der körperlichen oder seelischen Entwicklung bringt". Während die Glaubhaftigkeit der Aussage des Kindes vor Gericht heute in der Regel durch eine sachverständige Rechtspsychologin bzw. -psychologen oder durch eine Ärztin bzw. Arzt begutachtet wird, mangelt es diesen forensischen Experten häufig an klinisch-psychologischer, entwicklungspsychopathologischer und psychotherapeutischer Erfahrung. Insofern können sachverständige Aussagen von Kinder- und Jugendlichenpsychotherapeutinnen bzw. -therapeuten sowie von Fachärztinnen bzw. -ärzten für Kinder- und Jugendpsychiatrie und Psychotherapie zu den psychischen Folgen für den Entscheidungsprozess vor Gericht, gerade bei psychisch beeinträchtigten oder traumatisierten Kindern, relevant sein.

2.1.2 Sexueller Missbrauch von Schutzbefohlenen (§ 174 StGB)

Abhängigkeitsverhältnisse bei Jugendlichen ab 16

Beim sogenannten sexuellen Missbrauch von Schutzbefohlenen liegt die Altersgrenze bei 16 Jahren (also bis um 24.00 Uhr vor dem 16. Geburtstag). Hierbei sind unterschiedliche Abhängigkeitsverhältnisse zu berücksichtigen, wie z. B. Erziehungs-, Ausbildungs- oder Betreuungsverhältnisse sowie das Obhutsverhältnis zwischen leiblichen und Adoptiveltern und ihren Kindern. Aus klinischer Sicht mag es irritieren, dass andere Eltern-Kind-Verhältnisse, wie z. B. Patch-Work-Familien, hiervon nicht erfasst sind, obwohl die epidemiologische Literatur gerade ein erhöhtes Risiko des Missbrauchs z. B. durch Stiefväter zeigt (Finkelhor, 1993; Russell, 1984; Trindade et al., 2014). Besondere Abhängigkeitsverhältnisse, wie z. B. im Rahmen einer stationären kinder- und jugendpsychiatrischen oder -psychotherapeutischen Behandlung, einer psychosomatischen Behandlung oder bei Gefangenen bzw. behördlich Verwahrten, werden ebenfalls vom Schutzbereich des § 174 a StGB erfasst. Ähnliches gilt für sexuellen Missbrauch in Beratungs-, Behandlungs- und Betreuungsverhältnissen (§ 174 c StGB). Ein Beratungs- oder Behandlungsverhältnis wird z. B. in der Kinder- und Jugendlichenpsychotherapie dann angenommen, wenn eine psychische Störung dazu geführt hat, dass das betroffene Kind oder der betroffene Jugendliche der Therapeutin bzw. dem Therapeuten zur Beratung und Behandlung anvertraut wurde. Ganz klar gilt diese Vorschrift (§ 174 c Abs. 2 StGB) für sexuellen Missbrauch im Rahmen der psychotherapeutischen Behandlung durch approbierte Kinder- und Jugendlichenpsychotherapeutinnen und -therapeuten, approbierte Psychologische Psychotherapeutinnen und -therapeuten sowie für approbierte ärztliche Psychotherapeutinnen und -therapeuten. Ob der Begriff „psychotherapeutische Behandlung" weiter zu fassen ist und er auch für andere Verfahren, die von nicht approbierten Psychotherapeutinnen und -therapeuten angewandt werden, gilt, ist rechtlich umstritten (Näheres hierzu siehe Burgsmüller, 2015, S. 60 ff).

2.1.3 Sexueller Missbrauch von Jugendlichen (§ 182 StGB)

Sexueller Missbrauch von Jugendlichen auch durch relativ gleichaltrige Jugendliche oder heranwachsende Täterinnen und Täter wird bestraft, wenn bei der Tat die Zwangslage einer Jugendlichen oder eines Jugendlichen ausgenutzt wird. Von dieser Zwangslage muss der Täter Kenntnis haben. Entsprechende Zwangslagen kommen dann z. B. vor, wenn Jugendliche zu Hause abgängig sind, auf Trebe sind, Übernachtungsmöglichkeiten suchen und dann diese Gelegenheit ausgenutzt wird, um sexuelle Handlungen durchzuführen.

2.1.4 Sexueller Missbrauch widerstandsunfähiger Personen (§ 179 StGB)

Wenn sich Kinder und Jugendliche, z. B. aufgrund einer geistigen oder schweren körperlichen Behinderung oder im Kontext einer schweren psychiatrischen Erkrankung, nicht ausreichend wehren können, oder überhaupt nicht zur Willensbildung in der Lage sind (dies gilt z. B. auch, wenn im Rahmen eines Disco- oder Partybesuchs Jugendliche durch sogenannte „K. O.-Tropfen" widerstandsunfähig gemacht wurden), wird die Tat als sexueller Missbrauch Widerstandsunfähiger verfolgt. Hier droht ein relativ hohes Strafmaß. Gleichzeitig ist der Nachweis der Tat bzw. der Taten aufgrund der limitierten Aussagefähigkeiten oder Erinnerungsmöglichkeiten an die Tat oft problematisch. Wie schon oben dargestellt, weicht der Sprachgebrauch in der Praxis häufig von den Legaldefinitionen ab. Burgsmüller (2015) betont aus der Sicht einer erfahrenden Anwältin, die häufig betroffene Kinder und Jugendliche als Nebenklagevertreterin begleitet, dass mit dem Begriff „Vergewaltigung" häufig zum Ausdruck gebracht werden soll, dass eine sexuelle Handlung gegen den Willen von Kindern oder Jugendlichen vorgenommen worden ist. Tatsächlich ist die Vergewaltigung (§ 177 Abs. 1 StGB) eine besonders schwere

Form der sexuellen Nötigung, eine Handlung, bei der das Opfer gegen seinen artikulierten Willen gezwungen wird. Nötigung mit Gewalt, d. h. mit einer Kraftentfaltung gegenüber dem Opfer, die als körperlicher Zwang vom Opfer erlebt wird, ist erforderlich, damit der Straftatbestand erfüllt ist. Es kommt also auch auf die genaue Beschreibung dessen an, was die Betroffene bzw. der Betroffene – denn auch Jungen können Opfer von Vergewaltigung werden, z. B. durch anale Penetration – wahrgenommen und empfunden hat. Solche Beschreibungen von Betroffenen sind deshalb in der Anamneseerhebung gründlich zu dokumentieren, auch wenn derzeit kein Strafverfahren läuft, da zu jeder Zeit Dritte Strafanzeige stellen können und die Behandlerin oder der Behandler dann von seiner Schweigepflicht entbunden werden kann und im Verfahren aussagen muss. De facto ist es so, dass ein hoher Prozentsatz von Strafanzeigen wegen Vergewaltigung von der Staatsanwaltschaft aufgrund mangelnden Tatverdachts eingestellt wird, da nur wenige Opfer bereit oder in der Lage sind, derartig eingehende Tatschilderungen abzugeben (vgl. Burgsmüller, 2015, mit detaillierten Beispielen aus der Praxis).

Hoher Prozentsatz von Strafanzeigen wegen Vergewaltigung wird eingestellt

Merke:

Professionelle Mitarbeiter in Institutionen sind in Deutschland nicht zur Anzeige verpflichtet, wenn sie z. B. im Rahmen einer Psychotherapie oder einer diagnostischen Untersuchung von einem sexuellen Missbrauch oder einer Vergewaltigung erfahren.

Das Bundeskinderschutzgesetz legt eindeutig eine Klärung im zivilrechtlich-jugendhilflichen Bereich nahe. Trotz dieser bundeseinheitlichen Regelung zieht Bayern nach wie vor eine Verpflichtung zur Strafanzeige vor. Die tatsächliche Haltbarkeit dieser Regelung ist aber nach Inkrafttreten des Bundeskinderschutzgesetzes rechtlich umstritten (vgl. § 65 Abs. 1 Nr. 1 SGB VIII für Mitarbeitende des Jugendamts). Auch die Leitlinien der damaligen Arbeitsgruppe II des „Runden Tisches Sexueller Kindesmissbrauch“ zu sexuellem Missbrauch in Institutionen empfehlen eine unmittelbare Strafanzeige. Dies war bis zum Schluss auch intern stark umstritten, da hier zwei konkurrierende Rechtsgüter betrachtet werden müssen. Die Leitlinie zur Strafanzeige aus der am Justizministerium konzipierten und diskutierten Leitlinie bezog sich insbesondere auf den Schutz anderer, möglicherweise ebenfalls in einer Institution betroffener Kinder und Jugendlicher. Deshalb wurden sehr starke Einschränkungen formuliert, die eine Nicht-Anzeige rechtfertigen und sich insbesondere auf den psychischen Zustand eines betroffenen Kindes beziehen. Eine zweite Ausnahme innerhalb der Institution wurde dann angenommen, wenn der Täter ein etwa gleichaltriger oder nur geringfügig älterer Jugendlicher in einer solchen Institution ist. Bei Verdacht auf eine Straftat gegen die sexuelle Selbstbestimmung einer/eines Minderjährigen in einer Einrichtung, wie z. B. einer Erziehungsberatungsstelle, einer Klinik oder

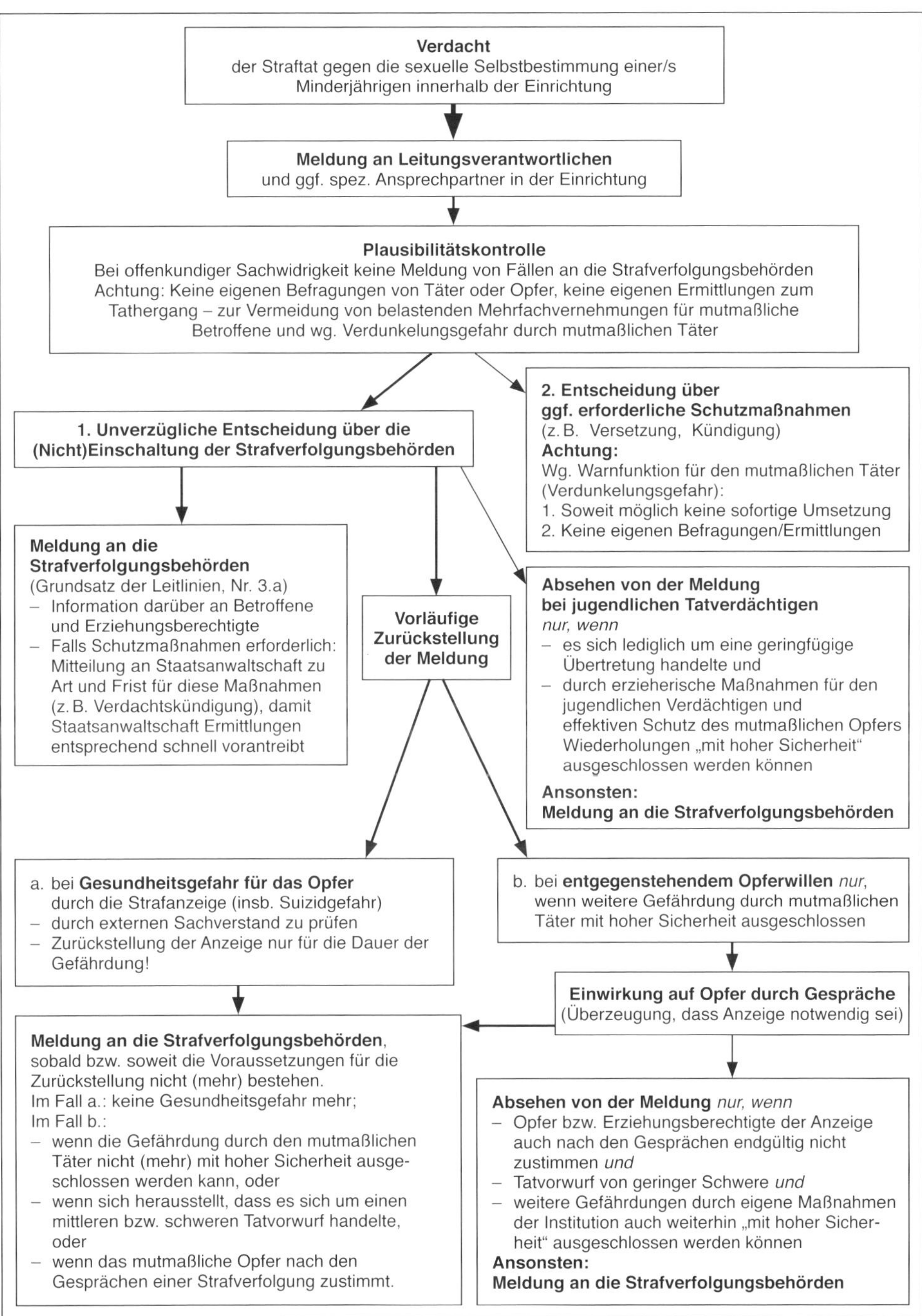

Abbildung 2: Verfahrensablauf bei Verdacht auf sexuellen Kindesmissbrauch in Institutionen nach den Leitlinien zur Einschaltung der Strafverfolgungsbehörden (Arbeitsgruppe II des Runden Tisches unter Leitung des BMJ, 2011, nachzulesen als Anlage 4 im „Abschlussbericht Sexueller Kindesmissbrauch in Abhängigkeits- und Machtverhältnissen in privaten und öffentlichen Einrichtungen und im familiären Bereich", Runder Tisch (2012).)

einem Heim, sollen nach dieser Leitlinie unmittelbar die Leitungsverantwortlichen informiert werden. Diese sollen dann eine Plausibilitätskontrolle ohne eigenständige Ermittlungen zum Tathergang vornehmen, um dem mutmaßlichen Täter nicht die Chance zur Verdunkelung zu geben. Abbildung 2 gibt einen Überblick über den im Rahmen dieser Leitlinie vorgeschlagenen Ablauf sowie die Ausnahmen bei psychisch belasteten Kindern/Jugendlichen im Rahmen der vorläufigen Zurückstellung der Meldung und dem Absehen von einer Meldung bei jugendlichen Tatverdächtigen.

Obwohl diese Leitlinie von der Bundesregierung veröffentlicht wurde, ist sie nicht bindend und hat keinen Gesetzes- oder Verordnungsrang. Eine Anzeigepflicht, wie sie in § 138 StGB geregelt ist, kann hier nicht angenommen werden. Besonders wichtig ist, dass Schweigepflichten durch die Leitlinien nicht außer Kraft gesetzt worden sind (vgl. Kemper et al., 2010). Eine Neuregelung der Schweigepflicht bei Missbrauchsverdacht ist nur im Rahmen des Bundeskinderschutzgesetzes in § 4 KKG für Berufsgeheimnisträger erfolgt. Innerhalb dieser Norm werden Berufsgeheimnisträger nur zur Mitteilung an das Jugendamt befugt (in der Regel nach Beratung mit einer insoweit erfahrenen Fachkraft, siehe unten) (vgl. ausführlich hierzu Fegert & Kliemann, 2013).

2.1.5 Strafanzeige und Ermittlungen

Üblicherweise erfolgt die Strafanzeige bei der Polizei. Hierbei sollte darauf geachtet werden, dass nicht bei einem lokalen Polizeirevier eine erste Aussage gemacht wird, sondern nur gegenüber spezialisierten, in der Vernehmung von evtl. missbrauchten Kindern und Jugendlichen geschulten Beamtinnen und Beamten (sog. Sittendezernat der Kriminalpolizei), denn wiederholte Vernehmungen von Zeuginnen und Zeugen durch mehrere Beamte bringen die Gefahr der Verfälschung der Erinnerung mit sich und belasten die sogenannten „Opferzeuginnen und -zeugen“ in besonderem Maße. Insofern ist es wichtig, eine sorgfältige Erstvernehmung zu gewährleisten (vgl. zum Ermittlungsverfahren Freudenberg, 2015). Neben den personellen Beweismitteln werden von der Polizei auch sachliche Beweismittel, also Tatgegenstände, dokumentarische Tatortbeschreibungen und insbesondere Spuren am Tatort (Verletzungen, DNA-Spuren des Täters) ermittelt.

Merke:

Sollte tatsächlich im Rahmen einer klinischen Untersuchung ein kurz zuvor (innerhalb eines Zeitraums von ca. 48 Stunden) missbrauchtes Kind vorgestellt werden, sollte unverzüglich zu einer Untersuchung und Dokumentation durch forensisch erfahrene Ärztinnen bzw. Ärzte oder Rechtsmedizinerinnen bzw. Rechtsmediziner geraten und diese im Einvernehmen mit den Betroffenen bzw. ihren Sorgeberechtigten eingeleitet werden. In allen anderen Fällen weiter zurückliegenden Missbrauchs sind gynäkologische Untersuchungen und forensisch rechtsmedizinische Untersuchungen in der Regel nicht zielführend und stellen somit oft eine unnötige zusätzliche Belastung der Betroffenen dar.

Möglicherweise kann am Körper oder an der Kleidung des Kindes noch Körpermaterial des Täters asserviert werden, die über den sog. „genetischen Fingerabdruck“ (DNA-Analyse) einen Täternachweis ermöglichen. Hierzu sind vielerorts spezialisierte rechtsmedizinische Opferambulanzen eingerichtet worden, die teilweise auch eine anonyme Akutuntersuchung mit Dokumentation, aber ohne automatische Strafanzeige ermöglichen.

Wird ein Erziehungsberechtigter beschuldigt, dürfen Betroffene die Aussage verweigern

Bei sexuellem Missbrauch innerhalb der Familie ist es wichtig, dass Kinder und Jugendliche über ihre Rechte Bescheid wissen und bei Interessenkonflikten nicht in ihrer Rechtsausübung behindert werden. Sind Kinder und Jugendliche Opferzeuginnen bzw. Opferzeugen in einem Verfahren, in dem eine erziehungsberechtigte Person beschuldigt ist, besteht Aussageverweigerungsrecht, und die Entscheidung über die Zustimmung zu körperlichen Untersuchungen muss gemäß § 81c Abs. 3 StPO erfolgen. Bei der Entscheidung über Entbindung der behandelnden Ärztinnen bzw. Ärzte, Psychologischen Psychotherapeutinnen bzw. -therapeuten oder Kinder- und Jugendlichenpsychotherapeutinnen bzw. -therapeuten von der Schweigepflicht sowie über Beauftragung und Auswahl einer Rechtsanwältin bzw. eines Rechtsanwalts sollte die Staatsanwaltschaft durch entsprechende Antragstellung beim Familiengericht darauf hinwirken, dass für das Kind gemäß § 1907 BGB eine Ergänzungspflegerin oder ein Ergänzungspfleger bestellt wird.

Strafermittlungen können bisweilen relativ lang andauern. Oft sind währenddessen die betroffenen Kinder nicht geschützt, etwa wenn der Täter in derselben Wohnung oder derselben Einrichtung wie das Kind verbleibt. Nach Ermittlungsabschluss entscheidet die Staatsanwaltschaft auf Eröffnung des Hauptverfahrens oder auf Verfahrenseinstellung. Mit der Erhebung der Anklage gibt die Staatanwaltschaft die sogenannte Verfahrensherrschaft an das Strafgericht ab. Im Vorverfahren war sie – entgegen vieler Vorstellungen Jugendlicher, die diese Ansichten aus amerikanischen Gerichtsserien haben – eben nicht Partei, sondern die „Herrin“ des Verfahrens und musste sowohl entlastende wie belastende Umstände ermitteln. Das Gericht prüft nach Anklageerhebung, ob ein hinreichender Tatverdacht, also eine überwiegende Wahrscheinlichkeit besteht, dass der Beschuldigte verurteilt werden wird. Erst dann eröffnet das Gericht das Hauptverfahren. Ab diesem Moment wird der durch

Strafanzeige Beschuldigte zum Angeklagten. Auch hier geraten in der Praxis die Begriffe häufig durcheinander. Sehr häufig wird von einem Täter, einem Straftäter oder einem Angeklagten gesprochen, bevor überhaupt ein Hauptverfahren eröffnet wurde. Dies kann im Zweifel zu Missverständnissen, Komplikationen, aber auch zu erheblichen Verletzungen von Persönlichkeitsrechten führen. Insofern ist in diesem Zusammenhang auf den Sprachgebrauch zu achten.

Rechtsberatung ist nicht die Aufgabe von Therapeutinnen und Therapeuten

In der Regel sind behandelnde Therapeutinnen und Therapeuten nicht dazu in der Lage, die betroffenen Kinder und Jugendlichen im Strafverfahren qualifiziert zu begleiten. Sie sollten sich auf die Behandlung und Bewältigung von Belastungen, die im Kontext des Verfahrens auftauchen, konzentrieren und den Kindern hier eine entsprechende Unterstützung bieten. Da die Verfahrensabläufe aber sehr komplex sind, ist für betroffene Kinder und Jugendliche häufig eine qualifizierte Prozessbegleitung hilfreich. Unter dem Stichwort „Opferhilfe und Begleitung" finden sich auf der Internetseite www.netzwerk-kooperation.eu hilfreiche Hinweise und Informationsmaterialien für Kinder und Erwachsene. Fastie (2015) beschreibt ausführlich die Aufgaben qualifizierter Prozessbegleiterinnen und -begleiter vor, insbesondere während und nach der Hauptverhandlung.

Abschließend sei ein ethischer Imperativ angesprochen. Immer wieder veranlassen Staatsanwaltschaften oder die Polizei nach einer Strafanzeige, zum Schutz der Kinder ihre Unterbringung in der Inobhutnahme oder einem Kinderheim. Gleichzeitig wird den Einrichtungen nahegelegt, die Kinder trotz ihrer Belastungen unbedingt nicht bei einer Psychotherapeutin oder einem Psychotherapeuten vorzustellen, damit die Aussage im Strafverfahren nicht durch Psychotherapie verfälscht und es im Verfahren nicht schwieriger wird, die Glaubhaftigkeit zu belegen. Es gibt keine Rechtsgrundlage für ein solches Vorgehen. Die Insuffizienz in Bezug auf eine zügige Fallbearbeitung und eine ohnehin zeitnahe gebotene fachkompetente Vernehmung darf nicht dazu führen, dass Opfern von Straftaten, seien es Kinder oder Jugendliche, eine für sie wesentliche Hilfe vorenthalten wird. Beweissicherung kann nicht zu Lasten des Kindeswohls gehen, notwendige therapeutische Interventionen dürfen also nicht aus ermittlungstaktischen Gründen verzögert werden.

2.1.6 Öffentlich-rechtliche Rahmenbedingungen für Betroffene

Das soziale Entschädigungsrecht, zu dem das bisherige Opferentschädigungsgesetz zu rechnen ist, wird in dieser Legislaturperiode reformiert. Insbesondere Betroffenen von sexuellem Missbrauch soll dadurch ein rascherer Zugang zu früher Hilfe im Rahmen von Opferambulanzen mit spezialisierten Angeboten für Erwachsene sowie Kinder und Jugendliche ermöglicht werden. Diese Opferambulanzen sollen explizit auch ohne eine vorher erfolgte Strafanzeige eine traumaspezifische Kurzintervention sowie eine Klärung von Rechtsansprüchen und weitere Beratung durchführen. Die Verbreitung solcher Opferambulanzen ist derzeit in Deutschland noch sehr heterogen. Am etabliertesten ist dieses Angebot momentan noch in Nordrhein-Westfalen. Neben Psychoedukation und Beratung werden in diesen Ambulanzen zeitnah wenige Sitzungen traumaspezifischer Kurzinterventionen angeboten. Eine vom Bundesministerium für Arbeit und Soziales in Auftrag gegebene Evaluation erbrachte, insbesondere auf die akute Traumabelastungssymptomatik mit Flashbacks, Angst und Rückzug etc., eine signifikante Überlegenheit solcher Interventionen im Alltag gegenüber dem generell üblichen Vorgehen (Rassenhofer et al., 2014).

Opferentschädigungsgesetz im Wandel

Die lokalen Versorgungsämter können über entsprechende Angebote informieren. Bundesweit informieren auch die Beratungsstellen des Weißen Rings (www.weisser-ring.de). Über das Opferentschädigungsgesetz können auch Therapiekosten und weitere Unterstützungsmaßnahmen, die aufgrund einer erlittenen Straftat notwendig sind, finanziert werden. Über die Anträge entscheiden die Versorgungsämter, welche sich zur Einschätzung der Fälle häufig einer gutachterlichen Beurteilung bedienen. Im Kontext solcher Begutachtungen werden häufig behandelnde oder ehemals behandelnde Therapeutinnen und Therapeuten zu vorbestehenden psychischen Störungen und zu unmittelbaren Traumafolgen befragt. Wenn eine Einwilligung der Sorgeberechtigten vorliegt, sind (ehemals) Behandelnde hier zu einer Auskunft verpflichtet.

Bislang ist, gerade im Kontext des sexuellen Missbrauchs, das Vorgehen nach dem Opferentschädigungsgesetz vielfach kritisiert worden. Deshalb wird derzeit das soziale Entschädigungsrecht vom Bundesministerium für Arbeit und Soziales, in Zusammenarbeit mit den Länderbehörden, überarbeitet. Die Antragstellung ist aufwendig und muss die Schädigung als kausale Folge einer Straftat, im Gebiet der Bundesrepublik Deutschland oder auf einem deutschen Schiff oder Flugzeug, bestätigen. Bei Kindern und Jugendlichen ergeben sich in Opferentschädigungsgutachten in der Praxis häufig zwei Probleme.

- Erstens kann im noch nicht abgeschlossenen Entwicklungsverlauf häufig nicht abschließend Stellung genommen werden, da in Bezug auf die aus der Tat folgenden Beeinträchtigungen nur eine vorläufige Einschätzung ohne Kenntnis des weiteren Entwicklungsverlaufs gegeben werden kann. Insofern sollten getroffene Aussagen zum Grad der Beeinträchtigung regelmäßig überprüft werden, vor allem nach der Realisierung therapeutischer Interventionen. Erfolgt eine Anerkennung im Opferentschädigungsrecht, ist eine Finanzierung von Psychotherapien in Bezug auf die Folgeschädigung, durch das soziale Entschädigungsrecht möglich.

- Das zweite Problem betrifft die Kausalität und die Subtraktion vorbestehender psychischer Beeinträchtigungen. Da sexueller Missbrauch häufig kombiniert mit anderen Belastungen, wie z. B. früher Vernachlässigung, auftritt, haben viele Betroffene Kinder und Jugendliche schon vor der Tat psychische Auffälligkeiten gezeigt. In relativ artifizieller Art und Weise soll die Beeinträchtigung, die aus diesen vorbestehenden Schädigungen resultiert, von den tatbegründeten Schädigungen subtrahiert werden. Dies widerspricht teilweise empirischen Erkenntnissen zu sequenzieller Traumatisierung und der besonderen Bedeutung eines „second hit". Auf jeden Fall muss dieser Punkt ausführlich erörtert werden. Im Rahmen von Opferentschädigungsgutachten holen sich Gutachterinnen und Gutachter häufig auch therapeutische Vorbefunde, z. B. aus dem Zeitraum vor der Tat ein, um einschätzen zu können, welche Belastungen schon vor der Tat bestanden haben.

2.1.7 Zivilrechtlicher Kinderschutz und Jugendhilfe

Nach den massiven Eingriffen des Staates in die Familie in der NS-Diktatur, war es den Vätern und Müttern des Grundgesetzes (GG) wichtig, die Familie in der Verfassung unter einen besonderen Schutz zu stellen. Art. 6 GG beschreibt die Balance zwischen der vom Naturrecht abgeleiteten primären elterlichen Verantwortung sowie ihren zentralen Pflichten gegenüber ihren Kindern und dem Wächteramt der staatlichen Gemeinschaft, verbunden mit der Verpflichtung dann einzuschreiten, wenn eine tatsächliche Kindeswohlgefährdung droht.

Kasten 1: Grundgesetz für die Bundesrepublik Deutschland – Art 6

(1) Ehe und Familie stehen unter dem besonderen Schutze der staatlichen Ordnung.
(2) Pflege und Erziehung der Kinder sind das natürliche Recht der Eltern und die zuvörderst ihnen obliegende Pflicht. Über ihre Betätigung wacht die staatliche Gemeinschaft.
(3) Gegen den Willen der Erziehungsberechtigten dürfen Kinder nur auf Grund eines Gesetzes von der Familie getrennt werden, wenn die Erziehungsberechtigten versagen oder wenn die Kinder aus anderen Gründen zu verwahrlosen drohen.
(4) Jede Mutter hat Anspruch auf den Schutz und die Fürsorge der Gemeinschaft.
(5) Den unehelichen Kindern sind durch die Gesetzgebung die gleichen Bedingungen für ihre leibliche und seelische Entwicklung und ihre Stellung in der Gesellschaft zu schaffen wie den ehelichen Kindern.

Das Recht der elterlichen Sorge ist im Bürgerlichen Gesetzbuch, im § 1631 geregelt.

Kasten 2: Bürgerliches Gesetzbuch (BGB) – § 1631 Inhalt und Grenzen der Personensorge

(1) Die Personensorge umfasst insbesondere die Pflicht und das Recht, das Kind zu pflegen, zu erziehen, zu beaufsichtigen und seinen Aufenthalt zu bestimmen.
(2) Kinder haben ein Recht auf gewaltfreie Erziehung. Körperliche Bestrafungen, seelische Verletzungen und andere entwürdigende Maßnahmen sind unzulässig.
(3) Das Familiengericht hat die Eltern auf Antrag bei der Ausübung der Personensorge in geeigneten Fällen zu unterstützen.

Noch bis zur Jahrtausendwende fanden sich Reste des ursprünglichen väterlichen Züchtigungsrechts in dieser Norm. Erst nach vielen Ermahnungen durch das Bundesverfassungsgericht und nach der Unterzeichnung der UN-Behindertenrechtskonvention durch die Bundesrepublik Deutschland gelang unter der damaligen Familienministerin Frau Dr. Christine Bergmann die Einführung der gewaltfreien Erziehung in Deutschland (vgl. Salgo, 2001). Dieser Schritt war lange als pure Symbolpolitik kritisiert worden. Mittlerweile zeigen auch deutsche empirische Untersuchungen, dass sich die Einstellungen, insbesondere zu Körperstrafen in der Erziehung, deutlich verändert haben (z. B. Bussmann, 2008). Dies betrifft allerdings weniger sexuellen Kindesmissbrauch, der schon immer als verwerflich angesehen wurde. Da sexueller Missbrauch aber häufig verschwiegen und nicht thematisiert wird, widmet die UN-Kinderrechtskonvention dem Schutz vor sexueller Gewalt und sexueller Ausbeutung von Kindern einen eigenen Artikel (Art. 34 UN-Kinderrechtskonvention).

Eingriffe in das verfassungsrechtlich geschützte elterliche Sorgerecht bedürfen, weil es sich um einen Eingriff in Grundrechte handelt, einer richterlichen Überprüfung und Entscheidung. Familiengerichte entscheiden über teilweisen oder vollständigen Sorgerechtsentzug nach § 1666 bzw. 1666a BGB.

2.1.8 Bürgerliches Gesetzbuch (BGB)

Kasten 3: Bürgerliches Gesetzbuch (BGB) – § 1666 Gerichtliche Maßnahmen bei Gefährdung des Kindeswohls

(1) Wird das körperliche, geistige oder seelische Wohl des Kindes oder sein Vermögen gefährdet und sind die Eltern nicht gewillt oder nicht in der Lage, die Gefahr abzuwenden, so hat das Familiengericht die Maßnahmen zu treffen, die zur Abwendung der Gefahr erforderlich sind.
(2) In der Regel ist anzunehmen, dass das Vermögen des Kindes gefährdet ist, wenn der Inhaber der Vermögenssorge seine Unterhaltspflicht gegenüber dem Kind oder seine mit der Vermögenssorge verbundenen Pflichten verletzt oder Anordnungen des Gerichts, die sich auf die Vermögenssorge beziehen, nicht befolgt.
(3) Zu den gerichtlichen Maßnahmen nach Absatz 1 gehören insbesondere
1. Gebote, öffentliche Hilfen wie zum Beispiel Leistungen der Kinder- und Jugendhilfe und der Gesundheitsfürsorge in Anspruch zu nehmen,

2. Gebote, für die Einhaltung der Schulpflicht zu sorgen,
3. Verbote, vorübergehend oder auf unbestimmte Zeit die Familienwohnung oder eine andere Wohnung zu nutzen, sich in einem bestimmten Umkreis der Wohnung aufzuhalten oder zu bestimmende andere Orte aufzusuchen, an denen sich das Kind regelmäßig aufhält,
4. Verbote, Verbindung zum Kind aufzunehmen oder ein Zusammentreffen mit dem Kind herbeizuführen,
5. die Ersetzung von Erklärungen des Inhabers der elterlichen Sorge,
6. die teilweise oder vollständige Entziehung der elterlichen Sorge.

(4) In Angelegenheiten der Personensorge kann das Gericht auch Maßnahmen mit Wirkung gegen einen Dritten treffen.

Kasten 4: Bürgerliches Gesetzbuch (BGB) – § 1666a Grundsatz der Verhältnismäßigkeit; Vorrang öffentlicher Hilfen

(1) Maßnahmen, mit denen eine Trennung des Kindes von der elterlichen Familie verbunden ist, sind nur zulässig, wenn der Gefahr nicht auf andere Weise, auch nicht durch öffentliche Hilfen, begegnet werden kann. Dies gilt auch, wenn einem Elternteil vorübergehend oder auf unbestimmte Zeit die Nutzung der Familienwohnung untersagt werden soll. Wird einem Elternteil oder einem Dritten die Nutzung der vom Kind mitbewohnten oder einer anderen Wohnung untersagt, ist bei der Bemessung der Dauer der Maßnahme auch zu berücksichtigen, ob diesem das Eigentum, das Erbbaurecht oder der Nießbrauch an dem Grundstück zusteht, auf dem sich die Wohnung befindet; Entsprechendes gilt für das Wohnungseigentum, das Dauerwohnrecht, das dingliche Wohnrecht oder wenn der Elternteil oder Dritte Mieter der Wohnung ist.

(2) Die gesamte Personensorge darf nur entzogen werden, wenn andere Maßnahmen erfolglos geblieben sind oder wenn anzunehmen ist, dass sie zur Abwendung der Gefahr nicht ausreichen.

2.1.9 Einschränkungen der elterlichen Sorge

Besteht aufgrund des sexuellen Missbrauchs eine Kindeswohlgefährdung, welche sich nicht anders abwenden lässt, kann das Familiengericht Eingriffe in das elterliche Sorgerecht nach § 1666 BGB und § 1666a BGB vornehmen. Auch auf dem Wege einer einstweiligen Entscheidung können so sehr kurzfristig das Sorgerecht oder Teile des Sorgerechts, wie das Aufenthaltsbestimmungsrecht, entzogen werden. Diese Rechte werden dann auf einen Pfleger übertragen. Verfahrensrechtlich sollten Kinder in solchen, sie betreffenden Verfahren, in denen es um erhebliche Rechtsgüter geht und Interessenkonflikte bestehen, einen Verfahrensbeistand (früher Verfahrenspfleger) bestellt bekommen, der ihren artikulierten Willen, aber auch die wohl verstandenen Interessen ermittelt und in das Verfahren einbringt. Eingriffe ins Sorgerecht, insbesondere wenn sie mit der Trennung von der Familie verbunden sind, sind stets eine Ultima Ratio und müssen verhältnismäßig sein. Es braucht also einen sehr schwerwiegenden Anlass, und in der Regel muss ausgeschlossen sein, dass auf einem anderen, niedrigschwelligeren Weg auch der Schutz des Kindes oder Jugendlichen bewerkstelligt werden könnte.

Wichtig ist, dass im familiengerichtlichen Verfahren das Kindeswohl das zentrale Rechtsgut darstellt. Während also im Strafverfahren nach dem Grundsatz „im Zweifel für den Angeklagten" insbesondere auf die Spezifität von Beweismitteln gegen den Beschuldigten oder Angeklagten Wert gelegt wird, muss der zivilrechtliche Kinderschutz primär sensitiv in Bezug auf eine Bedrohung der weiteren Entwicklung des Kindes reagieren. Letztendlich muss kein Nachweis geführt werden, ob Missbrauch stattgefunden hat oder nicht oder gar herausgefunden werden, wer der Täter war. Vielmehr geht es um die Prognose, ob die weitere Entwicklung des Kindes unter gleichermaßen fortdauernden Bedingungen mit großer Wahrscheinlichkeit beeinträchtigt sein wird. Es geht nicht (oder nicht nur) um die Beschreibung eines Ist-Zustandes oder gar um die Klärung vergangener Gefährdungen oder Schädigungen, sondern um die Prognose, wie es mit den Entwicklungsgefährdungen und Entwicklungsmöglichkeiten des Kindes unter den obwaltenden Bedingungen aussieht. Solche Einschätzungen betreffen die Kernkompetenz von Personen, die psychotherapeutisch mit Kindern und Jugendlichen arbeiten. Deshalb sind solche fundierten Einschätzungen für Jugendämter und Gerichte häufig sehr hilfreich. Dabei muss allerdings beachtet werden, dass, wenn die akute Gefährdungssituation nicht mehr besteht, keine generelle Befugnis zum Bruch der Schweigepflicht gegenüber dem Familiengericht oder dem Jugendamt besteht, sondern dass dann eine Einwilligung der gesetzlichen Vertreter, häufig eines vom Familiengericht eingesetzten Vormunds, vorliegen muss.

Die Trennung eines Kindes von den Eltern kann erforderlich sein, wenn dessen Wohl nachhaltig gefährdet ist

Dabei ist die Trennung von den Eltern stets die Ultima Ratio. In der Regel ist es wichtig, dass andere Bemühungen vorher gescheitert sind. Dies muss gegenüber dem Gericht auch schlüssig, insbesondere durch die Stellungnahme des Jugendamts, im Verfahren dargelegt werden. Das Gericht kann auch Eilentscheidungen bei Gefahr im Verzuge treffen. Nach dem entsprechenden Verfahrensrecht haben Kinder in dieser Interessenskollision zwischen Elterninteressen und ureigensten Kindesinteressen das Recht auf einen Verfahrensbeistand. Der Verfahrensbeistand ist kein Gutachter, sondern er soll für die Berücksichtigung der Kindesperspektive und kindlicher Bedürfnisse im Verfahren zuständig sein. Häufig vergeben Familiengerichte gerade in Fällen, wo ein Verdacht des sexuellen Missbrauchs, z. B. bei Umgangsentscheidungen etc., eine Rolle spielt, auch Gutachtenaufträge an Sachverständige aus dem psychologischen oder kinder- und jugendpsychiatrischen Bereich. Zum Schutz der Kinder können bei umstrittenem Umgang Instrumente wie begleiteter Umgang unter Aufsicht, z. B. bei einem freien Träger der Jugendhilfe, durch das Gericht angeordnet werden.

Zwar kann und sollte sich jede Person direkt an ein Familiengericht wenden, denn es gilt der Amtsermittlungsgrundsatz. Das heißt, auch schon im laufenden Verfahren müssen eventuelle Äußerungen von Therapeutinnen und Therapeuten, von Personen aus dem Umfeld etc. vom Familiengericht aufgegriffen werden. Es gilt nicht, wie im sonstigen Zivilverfahren, der Grundsatz, dass Parteien Beweis führen müssen, sondern das Familiengericht muss alle zur Verfügung stehenden Informationen von Amts wegen selbst ermitteln. Gewöhnlich bedient sich das Familiengericht aber hier des Jugendamts. Familiengerichte sind auch für die Bestellung von Ergänzungspflegerinnen und -pflegern im Strafverfahren zuständig, wenn Kinder in einem massiven Interessenskonflikt, z. B. in Bezug auf Eltern stehen.

Der generelle Weg im Kinderschutz, gerade wenn es sich um Schutzmaßnahmen handelt, die Eingriffe in die elterliche Sorge bedingen, ist der Weg über das Jugendamt. Häufig sind andere Angebote gescheitert, oder es erfolgt in einer eskalierten Situation eine Inobhutnahme nach § 42 SGB VIII, als hoheitlicher Akt der Jugendhilfe. Wenn diese Inobhutnahme zum Schutz des Kindes auf Wunsch des Kindes oder zu seinem Schutz der Fremd- und Selbstgefährdung gegen den Willen der Eltern erfolgte, muss auf jeden Fall kurzfristig vom Jugendamt das Familiengericht eingeschaltet werden.

Die Inobhutnahmen sind, seit der verstärkten Kinderschutzdebatte und dem Runden Tisch sexueller Missbrauch in Deutschland deutlich angestiegen (vgl. Petermann et al., 2014). Allerdings wird fast schon zu automatisch davon ausgegangen, dass mit einer Fremdplatzierung das Kinderschutzproblem gelöst ist und das Kind nun sicher sei. Jede Intervention ist mit Nebenwirkungen, wie z. B. Trennung aus dem bisherigen Milieu, welches zum Teil ja vielleicht auch im schulischen Umfeld unterstützend war, verbunden. Insofern bedürfen gerade Kinder nach einer gerichtlichen Entscheidung, die den Schutz, z. B. durch eine räumliche Trennung von den Eltern, hergestellt hat, in der Regel einer gründlichen Diagnostik und ggf., bei bestehender Indikation, einer störungsspezifischen, therapeutischen Unterstützung. Bislang haben sich viele Berufsgeheimnisträger, wie Angehörige der Heilberufe gescheut, im Kinderschutz mit den Jugendämtern zusammenzuarbeiten und haben sich dabei auf die ärztliche Schweigepflicht berufen (§ 203 StGB). Wer reflektiert bei einem Fall des sexuellen Missbrauchs zum Kinderschutz mit der Jugendhilfe zusammenarbeitet, handelt nicht unbefugt. Durch das Bundeskinderschutzgesetz (KKG) ist die Situation für sogenannte Berufsgeheimnisträger wie Kinder- und Jugendlichenpsychotherapeutinnen und -therapeuten, Psychologische Psychotherapeutinnen und -therapeuten oder Ärztinnen und Ärzte in Bezug auf die Schweigepflicht in Kinderschutzfällen klarer geworden. Mit § 4 KKG ist eine Befugnisnorm für Berufsgeheimnisträger eingeführt worden. Diese Norm gestattet ihnen, sich unter bestimmten Umständen an das Jugendamt zu wenden, ohne sich eines Bruchs der Schweigepflicht schuldig zu machen. Zunächst sollen Berufsgeheimnisträger allerdings prüfen, ob sie die Gefahr für das betroffene Kind oder den betroffenen Jugendlichen nicht mit ihren eigenen Mitteln und mit Zustimmung der Sorgeberechtigten abwenden können. Gelingt dies nicht, kann anonyme Beratung durch eine insoweit erfahrene Fachkraft, die durch das Jugendamt zu benennen ist, erfolgen. Diese Fachkraft darf keine direkt beim Jugendamt tätige Person sein, sondern eine unabhängige Person, damit die Anonymität der Fallberatung gewahrt bleibt. Allein der Rechtsanspruch auf Beratung durch die insoweit erfahrene Fachkraft richtet sich gegen das Jugendamt, das heißt, das Jugendamt muss für die Kosten aufkommen und auf Anfrage den Kontakt zu einer solchen Person vermitteln. In vielen Kommunen und Kreisen hat die öffentliche Jugendhilfe Verträge mit bestimmten Trägern in Beratungsstellen, beim Kinderschutzbund oder anderen insoweit erfahrenen Fachkräften abgeschlossen.

Merke:

Es ist empfehlenswert, sich generell nach den Gegebenheiten in der Praxis vor Ort zu erkundigen, sodass man sich die Kontaktdaten von insoweit erfahrenen Fachkräften für den Bedarfsfall notieren kann.

Meldebefugnis nach §4 KKG gilt nur gegenüber dem Jugendamt

Wenn Gefahr in Verzug ist und eine mögliche Gefährdung für die betroffenen Kinder oder Jugendlichen nicht anders abgewendet werden kann, sind Berufsgeheimnisträger auch direkt befugt, sich an das Jugendamt zu wenden (vgl. Abbildung 3). Die Befugnisnorm bezieht sich klar auf die Einschaltung der Jugendhilfe, also die Information des Jugendamtes, nicht auf eine Strafanzeige oder die Einschaltung anderer Stellen oder Behörden. Wie oben erwähnt, kann allerdings jeder Berufsgeheimnisträger im Sinne des Notstands § 34 StGB sich auch direkt an ein Familiengericht wenden, welches nach dem Amtsermittlungsgrundsatz diesen Hinweisen nachgehen muss.

Dokumentation der Güterabwägung

Empfehlenswert ist gerade in solchen Fällen die Rechtsgüterabwägung zwischen dem Rechtsgut Einhaltung der Schweigepflicht und Bruch der Schweigepflicht, um Schlimmeres zu verhindern (bei einem fortgesetzten sexuellen Missbrauch), ausführlich zu dokumentieren, damit deutlich ist, dass der Bruch der Schweigepflicht nicht aus Versehen oder unreflektiert im Affekt erfolgte, sondern dass dem eine gründliche Güterabwägung vorausgegangen ist. Dabei ist die Abwägung entscheidend, nicht dass die Einschätzung der Situation letztendlich richtig war.

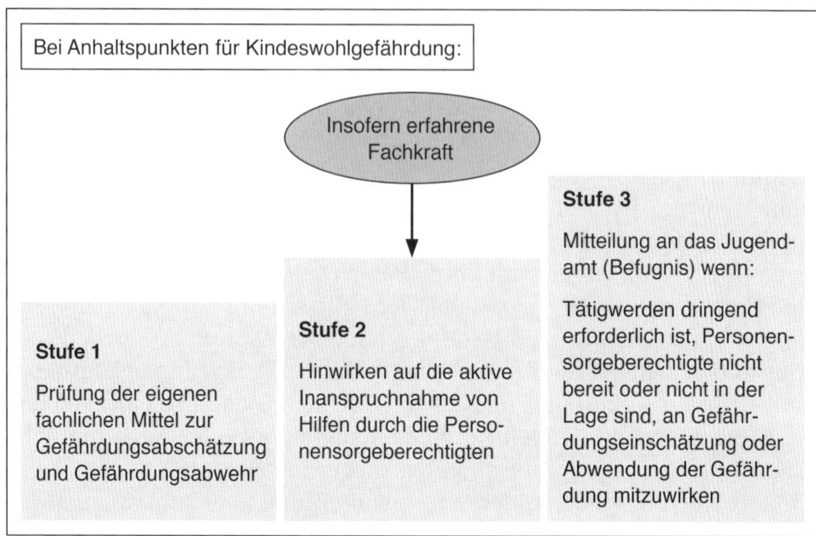

Abbildung 3: Befugnisnorm in Bezug auf die Schweigepflicht im Bundeskinderschutzgesetz (§ 4KKG) – Abstuftes Vorgehen im Rahmen der Güterabwägung (nach Fegert & Richter, 2015)

2.1.10 Inobhutnahme durch das Jugendamt

Kasten 5: Sozialgesetzbuch VIII (SGB VIII) § 42 – Inobhutnahme von Kindern und Jugendlichen

(1) Das Jugendamt ist berechtigt und verpflichtet, ein Kind oder einen Jugendlichen in seine Obhut zu nehmen, wenn
  1. das Kind oder der Jugendliche um Obhut bittet oder
  2. eine dringende Gefahr für das Wohl des Kindes oder des Jugendlichen die Inobhutnahme erfordert und
     a) die Personensorgeberechtigten nicht widersprechen oder
     b) eine familiengerichtliche Entscheidung nicht rechtzeitig eingeholt werden kann oder
  3. ein ausländisches Kind oder ein ausländischer Jugendlicher unbegleitet nach Deutschland kommt und sich weder Personensorge- noch Erziehungsberechtigte im Inland aufhalten.

Die Inobhutnahme umfasst die Befugnis, ein Kind oder einen Jugendlichen bei einer geeigneten Person, in einer geeigneten Einrichtung oder in einer sonstigen Wohnform vorläufig unterzubringen; im Fall von Satz 1 Nr. 2 auch ein Kind oder einen Jugendlichen von einer anderen Person wegzunehmen.

(2) Das Jugendamt hat während der Inobhutnahme die Situation, die zur Inobhutnahme geführt hat, zusammen mit dem Kind oder dem Jugendlichen zu klären und Möglichkeiten der Hilfe und Unterstützung aufzuzeigen. Dem Kind oder dem Jugendlichen ist unverzüglich Gelegenheit zu geben, eine Person seines Vertrauens zu benachrichtigen. Das Jugendamt hat während der Inobhutnahme für das Wohl des Kindes oder des Jugendlichen zu sorgen und dabei den notwendigen Unterhalt und die Krankenhilfe sicherzustellen; § 39 Absatz 4 Satz 2 gilt entsprechend. Das Jugendamt ist während der Inobhutnahme berechtigt, alle Rechtshandlungen vorzunehmen, die

zum Wohl des Kindes oder Jugendlichen notwendig sind; der mutmaßliche Wille der Personensorge- oder der Erziehungsberechtigten ist dabei angemessen zu berücksichtigen.

(3) Das Jugendamt hat im Fall des Absatzes 1 Satz 1 Nr. 1 und 2 die Personensorge- oder Erziehungsberechtigten unverzüglich von der Inobhutnahme zu unterrichten und mit ihnen das Gefährdungsrisiko abzuschätzen. Widersprechen die Personensorge- oder Erziehungsberechtigten der Inobhutnahme, so hat das Jugendamt unverzüglich
1. das Kind oder den Jugendlichen den Personensorge- oder Erziehungsberechtigten zu übergeben, sofern nach der Einschätzung des Jugendamts eine Gefährdung des Kindeswohls nicht besteht oder die Personensorge- oder Erziehungsberechtigten bereit und in der Lage sind, die Gefährdung abzuwenden oder
2. eine Entscheidung des Familiengerichts über die erforderlichen Maßnahmen zum Wohl des Kindes oder des Jugendlichen herbeizuführen.

Sind die Personensorge- oder Erziehungsberechtigten nicht erreichbar, so gilt Satz 2 Nr. 2 entsprechend. Im Fall des Absatzes 1 Satz 1 Nr. 3 ist unverzüglich die Bestellung eines Vormunds oder Pflegers zu veranlassen. Widersprechen die Personensorgeberechtigten der Inobhutnahme nicht, so ist unverzüglich ein Hilfeplanverfahren zur Gewährung einer Hilfe einzuleiten.

(4) Die Inobhutnahme endet mit
1. der Übergabe des Kindes oder Jugendlichen an die Personensorge- oder Erziehungsberechtigten,
2. der Entscheidung über die Gewährung von Hilfen nach dem Sozialgesetzbuch.

(5) Freiheitsentziehende Maßnahmen im Rahmen der Inobhutnahme sind nur zulässig, wenn und soweit sie erforderlich sind, um eine Gefahr für Leib oder Leben des Kindes oder des Jugendlichen oder eine Gefahr für Leib oder Leben Dritter abzuwenden. Die Freiheitsentziehung ist ohne gerichtliche Entscheidung spätestens mit Ablauf des Tages nach ihrem Beginn zu beenden.

(6) Ist bei der Inobhutnahme die Anwendung unmittelbaren Zwangs erforderlich, so sind die dazu befugten Stellen hinzuzuziehen.

Direkte Gefährdungssituationen

Ergibt sich eine direkte Gefährdungssituation, nachdem ein Kind oder Jugendlicher sich mitgeteilt hat, sodass das Kind nicht nach Hause zurückkehren kann, da es dort nicht vor dem z. B. ebenfalls dort wohnenden Beschuldigten, z. B. Stiefvater, Vater, Onkel etc. geschützt werden kann, hat das Jugendamt die Möglichkeit, auf Wunsch des Kindes oder Jugendlichen eine Inobhutnahme in einer geeigneten Einrichtung auszusprechen (§ 42 SGB VIII). Stimmen die Sorgeberechtigten dieser Inobhutnahme nicht zu, muss das Jugendamt das Familiengericht anrufen. Es muss aber gleichzeitig auch ohne Zustimmung der Sorgeberechtigten dem Willen des Kindes entsprechend die Inobhutnahme in einer geeigneten Einrichtung vollziehen. Besteht bei Kindern oder Jugendlichen in einer akuten Konfliktsituation eine Selbst- oder Fremdgefährdung, kann eine Inobhutnahme auch gegen den Willen des Kindes, zu dessen Schutz, vorgenommen werden. (§ 42 Abs. 5 SGB VIII). Für diesen hoheitlichen Akt ist die Jugendhilfe zuständig. Mittlerweile gibt es fast überall in Deutschland, auch außerhalb der Dienstzeiten erreichbare zuständige Amtspersonen für solche Inobhutnahmen (Empfehlung: Erkundigen Sie sich in der Region in der Sie tätig sind, wo Sie eine solche Person erreichen können).

2.1.11 Rechtlicher Rahmen für weitergehende therapeutische Hilfestellung

Abschließend sei darauf hingewiesen, dass eine therapeutische Arbeit nur möglich ist, wenn ein sexuell missbrauchtes Kind in einer sicheren Umgebung lebt.

Merke:

Solange der Missbrauch andauert, ist eine therapeutische Arbeit, insbesondere mit der Hoffnung, durch die Arbeit mit der ganzen Familie könnte der Missbrauch aufhören, hoch problematisch.

Die vielen rechtlichen Konsequenzen und Fallstricke lösen bei Therapeutinnen und Therapeuten häufig Sorgen und Ängste aus. Hier gilt „blinder Eifer schadet nur", aber eine rein abstinente Haltung ist ethisch ebenso wenig vertretbar. Generell sollte man versuchen, hektisches Agieren ohne Berücksichtigung der Konsequenzen zu vermeiden. Wichtig ist es zunächst, herauszufinden, ob es insbesondere bei den Sorgeberechtigten eine Person gibt, welche zum Kind hält und das Kind unterstützt. Da es bei den zivilrechtlichen Regelungen und in der Jugendhilfe primär um das Kindeswohl geht, hat der Gesetzgeber in Bezug auf die Schweigepflicht eine Befugnisnorm zur Kommunikation mit der Jugendhilfe eingeführt. Im Regelfall werden Therapeutinnen und Therapeuten Jugendlichen nicht direktiv zu einer Strafanzeige raten, sondern differenziert mit ihnen die Vor- und Nachteile eines Strafermittlungsverfahrens abwägen. Gerade Jugendliche haben oft ein sehr kategorisches Rechtsempfinden und wollen den Täter anzeigen, damit seine Schuld festgestellt wird. Wünscht ein Kind oder Jugendlicher eine Strafanzeige, dann sollte es dabei auch Unterstützung erfahren, z. B. durch Zeugenbegleitprogramme. Therapeutinnen und Therapeuten können durch professionelles Handeln dazu beitragen, dass manche Verfahrensprobleme umschifft werden.

Unterstützung durch Sorgeberechtigte prüfen

Merke:

Zentral ist dabei die Dokumentation der Erstaussage, falls sich ein Kind im Rahmen der Diagnostik oder der Therapie erstmals mit der Missbrauchsproblematik mitgeteilt hat. Auch wenn zu diesem Zeitpunkt eine Strafanzeige überhaupt nicht zur Debatte steht, sollte man im Nachhinein so akribisch wie möglich alle Details der Aussage festhalten, da diese bei einem späteren Strafverfahren von Relevanz sein könnten.

2.2 Zeitlicher Rahmen für Diagnostik und Intervention

L1 **Leitlinie 1: Zeitlicher Rahmen für Diagnostik und Intervention**

- *Zeitabstand seit Missbrauch beachten:* Der Zeitabstand zum Missbrauch, Akuität von Belastungssymptomen und die Wiederholungsgefahr sind für die Planung von Interventionen wesentlich.
- *Schutz und Abklärung akuter Symptome vorrangig:* Bei Hinweisen auf weniger als 48 Stunden zurückliegenden oder weitergehenden Missbrauch sind die Abklärung von akuten Belastungssymptomen sowie unverzügliche Maßnahmen zur Stabilisierung und zum Schutz der Betroffenen vorrangig.
- *Körperliche Untersuchung nach Indikation:* Nur bei kurz (48 Stunden) zurückliegendem Missbrauch mit Körperkontakt ist die Einleitung einer unverzüglichen körperlichen Untersuchung zur Abklärung von Erkrankungen, Verletzungen, evtl. Schwangerschaft und zur Spurensicherung (z. B. Asservierung von Sperma in der Unterwäsche oder andere Körpermaterialien, Haut bei Kratzen unter den Nägeln etc.) unbedingt zu empfehlen (vgl. Leitlinie 11 zur körperlichen Untersuchung).
- *Umfassende Abklärung bei zurückliegendem Missbrauch:* Liegt ein Missbrauch Tage oder wenige Wochen zurück und gibt es keine Hinweise auf eine Wiederholungsgefahr, sollten eine umfassende diagnostische Abklärung der Belastungssymptomatik durchgeführt werden und unterstützende Maßnahmen eingeleitet werden.
- *Chronische Folgesymptome beachten:* Bei mehr als vier Wochen zurückliegenden Missbrauchsereignissen ist die Abklärung von etwaigen chronischen Belastungsstörungen, wie z. B. einer Posttraumatischen Belastungsstorung notwendig.
- *Immer Psychoedukation durchführen und Unterstützung nach Bedarf einleiten:* Supportive Maßnahmen zur Stabilisierung von Betroffenen wie z. B. Psychoedukation und Hilfen bei der Bewältigung von Stresssymptomen gehen in der Regel einer traumafokussierten therapeutischen Intervention zur Aufarbeitung und Bewältigung der belastenden oder traumatischen Erinnerungen an den Missbrauch voraus.
- *Ressourcen aufgreifen:* Sämtliche Interventionen sind ressourcenorientiert, d. h. adaptive Bewältigungsstrategien der Betroffenen werden unterstützt.

Dringlichkeit und Zeitabstand zum Missbrauch bestimmen die Art der Interventionen

Interventionen nach Missbrauch richten sich nach der Dringlichkeit und dem Zeitabstand zum Missbrauchsgeschehen. In der Akutsituation stehen die unmittelbare Abklärung von körperlichen und psychischen Folgen und Belastungen sowie die Gefährdungsabschätzung und davon abhängig ggf. Maßnahmen zum Schutz des Kindes im Vordergrund, während bei länger oder gar Jahre zurückliegenden Missbrauchsereignissen die gründliche Abklärung von chronischen Belastungssymptomen und anderen Spätfolgen einer eventuellen Einleitung von Therapiemaßnahmen vorausgeht. Die Klärung des Missbrauchs und die Normalisierung von Belastungssymptomen sind wichtige Schritte vor der Einleitung therapeutischer Interventionen, zumal ein großer Teil der Betroffenen keine anhaltenden psychopathologischen Folgen entwickelt. Es ist wichtig, die akute Belastungssymptomatik, die auch im Kontext einer erstmaligen Offenlegung eines Missbrauchs exazerbieren kann, als normale Reaktion auf ein schlimmes Ereignis einzuschätzen. Erst in längerem Abstand von einigen Wochen und Monaten wird im Einzelfall deutlich, ob sich nachhaltige Folgestörungen entwickeln, die eine intensivere therapeutische Intervention erfordern. In jedem Fall ist eine klärende und entlastende Erstberatung der Betroffenen und ihrer nicht missbrauchenden Bezugspersonen wichtig, die neben der Normalisierung der individuellen Reaktionen Hilfemöglichkeiten, rechtliche Bedingungen und Optionen erklärt sowie Wege zum weiteren Umgang mit der belastenden Situation aufzeigt. In jedem Fall sollte die Mitteilung des Missbrauchs, der allein nach manchmal langer Phase der Geheimhaltung ein entlastender Effekt zukommt, validiert werden und ein optimistischer Ausblick auf Bewältigungsmöglichkeiten gegeben werden.

Bei bekannter Missbrauchsvorgeschichte auf Belastungssymptome screenen

In anderen Fällen ist zwar die Missbrauchsanamnese lange bekannt, ohne dass jemals eine diagnostische Abklärung und ggf. missbrauchsbezogene therapeutische Interventionen erfolgt sind. Daher ist es wichtig, auch bei bekannter Missbrauchsvorgeschichte mit bereits erfolgten Interventionen ein Screening auf mögliche Belastungssymptome durchzuführen und ggf. weitergehende traumadiagnostische und -therapeutische Interventionen einzuleiten.

2.3 Aktives Trauma- und Belastungsscreening

L2 | Leitlinie 2: Aktives Trauma- und Belastungsscreening

- *Grundlegende Haltung:* Beim aktiven Trauma- und Belastungsscreening sollte Raum für spontane Mitteilungen durch eine freundlich zugewandte, neutrale Haltung gegeben werden.
- *Missbrauchserfahrungen aktiv explorieren:* Die Traumaanamnese sollte bei jedem in einer Klinik oder Praxis vorgestellten Kind oder Jugendlichen aktiv exploriert werden. Auch nach Fremdunterbringungen im Rahmen von Jugendhilfemaßnahmen ist aufgrund der hohen Prävalenzen eine systematische Erhebung der Traumaanamnese ratsam. Dabei sollte z. B. mittels einer Ereignisliste neben anderen potenziell traumatischen Lebensereignissen wie Unfällen oder Gewalterfahrungen auch explizit nach sexuellem Missbrauch gefragt werden.
- *Symptomscreening durchführen:* Bei positiver Missbrauchsanamnese sollte sich ein Symptomscreening anschließen, das neben posttraumatischer Stresssymptomatik auch andere internalisierende und externalisierende Symptome erfasst, die sich seit dem Missbrauch entwickelt oder verändert haben.
- *Standardisierte Screening-Instrumente einsetzen:* Standardisierte Methoden wie Fragebögen oder semi-strukturierte anamnestische und klinische Interviews erleichtern das systematische Traumascreening in der Praxis.

Es gibt eine hohe Dunkelziffer sexuellen Missbrauchs, da betroffene Kinder und Jugendliche ihre Missbrauchserlebnisse entweder nicht offenbaren oder da ihren Hinweisen kein Gehör geschenkt wurde. Zahlreiche

Hindernisse, wie z.B. mangelnde Einsichtsfähigkeit, Ängste aufgrund von Einschüchterungen und Bedrohungen seitens des Täters, emotionale oder existenzielle Abhängigkeit vom Täter, Schuld- oder Schamgefühle, das Fehlen einer Vertrauensperson, befürchtete Zweifel an der Glaubhaftigkeit der eigenen Angaben oder fehlende Informationen über Hilfsmöglichkeiten, verhindern, dass von Missbrauch Betroffene sich einer Bezugsperson anvertrauen und von ihren Erlebnissen berichten. Als Vorstellungsanlass im klinischen Kontext werden von sexuell missbrauchten Kindern und Jugendlichen sowie ihren Bezugspersonen eher unspezifische Beschwerden, Symptome oder Probleme angegeben, ohne diese mit dem Missbrauch in Verbindung zu bringen. Manchen Kindern und Jugendlichen ist auch gar nicht bewusst, dass ihre Erlebnisse die Kriterien eines Missbrauchs erfüllen.

Hohe Dunkelziffer bei Missbrauchsfällen

Informationen über sexuelle Missbrauchserfahrungen können daher oft nur durch aktive, systematische Erhebung der Traumaanamnese etwa im Rahmen der Aufnahmediagnostik gewonnen werden. Im Kontext einer Liste mit unterschiedlichen Beispielen potenziell traumatischer Ereignisse sollte sexueller Missbrauch möglichst konkret und verhaltensnah benannt werden (z.B. „... jemand, älter als du, hat dich an deinen Geschlechtsteilen berührt, ohne dass du es wolltest ...“).

Aktives und systematisches Erheben der Traumaanamnese

Ergeben sich durch spontane Mitteilung oder mittels aktiver Exploration Hinweise auf sexuelle Missbrauchserfahrungen, sollte im Rahmen der klinischen Untersuchung nachgefragt und zumindest orientierend eine möglichst konkrete Schilderung des Missbrauchs exploriert werden. Es ist an dieser Stelle wichtig, die explorierte Mitteilung interessiert (weder alarmiert noch abwehrend) zur Kenntnis zu nehmen und als wichtige Information zur weiteren Hilfeplanung zu validieren, ohne eine Bewertung oder Aufarbeitung des oder der berichteten Erlebnisse(s) zu beginnen (zum weiteren Umgang mit Hinweisen auf Missbrauch vgl. Leitlinie 3).

Als erste Orientierung zur Abschätzung der möglichen Belastung der betroffenen Kinder und Jugendlichen ist im nächsten Schritt ein Symptomscreening zu empfehlen, wobei neben allgemeinen internalisierenden und externalisierenden Symptomen insbesondere posttraumatische Stresssymptome abgefragt werden sollten. Für das Symptomscreening eignen sich wiederum standardisierte Fragebögen oder semi-strukturierte klinische Interviews (vgl. Kap. 3).

Screening auf internalisierende, externalisierende sowie posttraumatische Stresssymptome

Hilfreiche Materialien:

- Ablaufschema zum allgemeinen Vorgehen (vgl. M01, S. 89);
- Checkliste (potenzieller) Traumata (vgl. M03, S. 91);
- DISYPS-III (DCL-TBS, SBB-TBS, FBB-TBS, Döpfner & Görtz-Dorten, 2016, vgl. Kapitel 3.1.1);
- Child and Adolescent Trauma Screening Questionnaire (CATS; Berliner & Goldbeck, 2014; vgl. Kapitel 3.1.1 und M04, S. 95 ff.);

- Essener Trauma-Inventar für Kinder und Jugendliche (ETI-KJ; Tagay et al., in Vorb., vgl. Kapitel 3.1.1);
- UCLA PTSD Reaction Index (bezieht sich auf ICD-10 und DSM-IV; Steinberg et al., 2004; vgl. Kapitel 3.1.1);
- Children's Revised Impact of Event Scale (CRIES; bezieht sich auf DSM-III-R; Perrin et al., 2005; vgl. Kapitel 3.1.1);
- Trauma-Screening-Fragebogen für Kinder (TSK-10; Kenardy et al., 2006; vgl. Kapitel 3.1.1).

2.4 Klärung von Hinweisen auf Missbrauch

L3 Leitlinie 3: Klärung von Hinweisen auf Missbrauch

Bei der Klärung von Hinweisen auf einen sexuellen Missbrauch sollten folgende Aspekte berücksichtigt werden:

- *Hinweise beachten:* Aktiv explorierte oder spontan vom betroffenen Kind oder Jugendlichen oder von einer Bezugsperson aus dem Umfeld des Kindes mitgeteilte Hinweise auf einen sexuellen Missbrauch sind ernst zu nehmen und wegen ihrer möglichen klinischen Bedeutung mit der Hinweisgeberin oder dem Hinweisgeber und mit dem betroffenen Kind bzw. Jugendlichen im Anamnesegespräch zu klären.
- *Geschützte Gesprächsbedingungen schaffen:* Das Gespräch mit dem Kind oder Jugendlichen sollte in ruhiger, vertrauensvoller Atmosphäre und zur Vermeidung suggestiver Einflüsse durch Dritte möglichst unter vier Augen erfolgen. Etwaige Trennungsängste von Kindern bzgl. ihrer Bezugspersonen sind zunächst abzubauen, damit ein konstruktives Explorationsgespräch mit ausreichender Kooperation gelingen kann.
- *Ausreichend Zeit und Raum zur Verfügung stellen,* auch wenn sich ein Kind spontan an Sie wendet, um Ihnen etwas mitzuteilen. Wenn unaufschiebbare Dinge Ihrerseits einem ruhigen Gespräch im Wege stehen, dies dem Kind mitteilen, einen späteren, zeitnahen Termin vereinbaren und aktiv auf das Kind zu gehen.
- *Authentisch und emotional beteiligt sein, ohne zu dramatisieren und zu werten.*
- *Vorsichtiger Umgang mit Körperkontakt:* Dieser kann es dem Kind schwerer machen, über intime Dinge zu berichten.
- *Bericht der Betroffenen ist wesentlich:* Von zentraler Bedeutung sind die Mitteilungen des betroffenen Kindes bzw. Jugendlichen, die zunächst weder bewertet noch in Zweifel gezogen werden sollten.
- *Konkret nachfragen:* Das betroffene Kind bzw. die Jugendliche sollte dazu aufgefordert und dabei unterstützt werden, die Missbrauchserfahrungen mit dem Ziel einer klinischen Einschätzung von Art und Ausmaß des Missbrauchs möglichst verhaltensnah und konkret zu beschreiben. Fehlen einem Kind sprachliche Kompetenzen, um seine Erlebnisse zu beschreiben, sind Begriffe, wie z. B. die Benennung von Genitalien, zu klären.
- *Entwicklungsangepasst explorieren:* Missbrauch sollte benannt und auf der sprachlichen Ebene des Kindes erklärt werden. Anschauungsmaterialien wie anatomische Bilderbücher oder anatomisch korrekte Puppen können die Exploration unterstützen. Während Kinder sich eher einer erwachsenen Bezugsperson anvertrauen und sich in Gegenwart dieser Bezugsperson sicherer fühlen, möchten Jugendliche Missbrauchserfahrungen auch ihren Eltern manchmal nicht mitteilen.

- *Nicht detektivisch ermitteln:* Die klinische Exploration des Missbrauchs ist keine Ermittlungstätigkeit und daher von einer forensischen Befragung und Abklärung zu trennen! Es geht in der klinischen Abklärung anders als in einer forensischen Zeugenbefragung nicht um eine umfassende Aufzeichnung eines Tatbestandes im Sinne einer Beweissicherung. Es reicht zunächst aus, den Missbrauch anhand eines Indexereignisses zu beschreiben. Suggestive oder drängende Fragen oder Bemerkungen (z. B. „Dann hat er dich bestimmt auch da angefasst") sollten im Interesse einer Klärung des Missbrauchs(-verdachts) und seiner möglichen klinischen Folgen vermieden werden. Offene Fragen signalisieren aber eine Bereitschaft, weiter zuzuhören. Von unspezifischen körperlichen oder psychischen Symptomen kann nicht auf sexuellen Missbrauch geschlossen werden. Entscheidend bei der Feststellung eines Missbrauchs ist daher der Bericht der Betroffenen oder anderer Zeugen.
- *Rechtliche Konsequenzen eines Missbrauchs erklären:* Eine klinische Untersuchung dient primär der klinischen Diagnostik und der Indikation von therapeutischen Interventionen. Sie ersetzt keine forensische Abklärung und ist daher nicht darauf angelegt, Standards einer in einem Ermittlungsverfahren oder vor Gericht verwertbaren Zeugenbefragung zu erfüllen. Gleichwohl können im klinischen Kontext gewonnene Informationen über einen Missbrauch u. U. für die Einschätzung einer Kindeswohlgefährdung in familiengerichtlichen Verfahren oder in einem laufenden oder späteren Strafermittlungsverfahren gegen den oder die Beschuldigten Bedeutung erlangen. Über die rechtlichen Konsequenzen eines Missbrauchs und über daraus sich ergebende Optionen (vgl. Kapitel 2.1) sollten betroffene Kinder, Jugendliche und ihre Angehörigen daher auch im klinischen Kontext aufgeklärt werden.
- *Keine Zusagen oder Versprechen machen, die nicht eingehalten werden können,* wie z. B. der absoluten Vertraulichkeit.
- *Invasive Diagnostik nur wenn nötig veranlassen:* Ohne klare Hinweise auf sexuellen Missbrauch können indirekte oder körperliche Untersuchungen in der Regel keinen Nachweis des Missbrauchs liefern. Projektive Testverfahren können ebenfalls keinen Missbrauchsverdacht begründen und sind zu vermeiden. Wird ein Missbrauchsverdacht auch nach umfassender und sorgfältiger Exploration nicht durch konkrete Angaben des Kindes oder Jugendlichen bestätigt, sollten weitergehende investigative Befragungen unterbleiben.

Explizite und deskriptive Exploration von Missbrauchserfahrungen sowie Beachten des Kindeswohls

Sexueller Missbrauch ist kein selbstverständliches Konstrukt, sodass konkrete Beschreibungen der als Missbrauch einzuordnenden Ereignisse erforderlich sind, um deren klinische Bedeutung und den etwaigen therapeutischen Handlungsbedarf zu ermessen. Die klinische Relevanz sexueller Missbrauchserfahrungen ist vor dem Hintergrund konsistenter epidemiologischer und klinischer Forschungsergebnisse hochgradig evident. Allerdings variieren Umstände, Ausmaß, Art und Dauer sexueller Viktimisierung sowie die daraus evtl. folgende Beeinträchtigung. Auch ist es wichtig, bei der ersten Exploration zu klären, ob eine akute Kindeswohlgefährdung durch evtl. weitergehenden Missbrauch besteht. Es ist daher notwendig, sexuelle Missbrauchserfahrungen explizit und deskriptiv zu explorieren. Von zentraler Bedeutung für die klinische Einschätzung sind die Angaben der minderjährigen Betroffenen, die allerdings aufgrund ihrer entwicklungsabhängig begrenzten Einsichtsfähigkeit in die Bedeutung eines Missbrauchs Unterstützung bei der Berichterstattung benötigen.

Kinder können aufgrund ihres psychosexuellen und kognitiven Entwicklungsstandes die Bedeutung und Auswirkung des erlebten sexuellen Missbrauchs nicht voll erfassen (vgl. Kapitel 1.3). Oft fehlen ihnen Möglichkeiten zur Beschreibung des Erlebten. Um den Missbrauch zu thematisieren und als Explorationshilfe empfehlen sich daher entwicklungsangepasste Aufklärungsmaterialien, z. B. Geschichten von anderen Kindern, die Missbrauch erlebt haben, oder Bücher über Sexualaufklärung und Anatomie. Es ist wichtig, die Unsicherheit und Verwirrung angesichts des Erlebten zu reduzieren und das Unrecht des Missbrauchs sowie die Verantwortung des Täters hierfür zu betonen. Hilfreich ist eine klare und konkrete Benennung und Beschreibung der Erlebnisse. Der Begriff sexueller Missbrauch sollte eingeführt und erklärt werden. Jugendliche möchten ihre Missbrauchserlebnisse oft nicht mit ihren Eltern teilen, gegen ihren Willen sollten daher Informationen über den Missbrauch nur bei anderweitig nicht abwendbarer Gefährdung weitergegeben werden.

Klares Benennen des Missbrauchs, des Unrechts sowie der Verantwortung des Täters

Hilfreiche Materialien:

Ablaufschema zum allgemeinen Vorgehen (vgl. M01, S. 89).

2.5 Dokumentation der Hinweise auf einen sexuellen Missbrauch

L4 **Leitlinie 4: Dokumentation der Hinweise auf einen sexuellen Missbrauch**

- *Mitteilungen genau dokumentieren:* Die erhaltenen Hinweise auf einen sexuellen Missbrauch und etwaige damit in Verbindung stehende Befunde sollten schriftlich und hinsichtlich der Mitteilungen des Opfers möglichst verbatim in der Patientenakte dokumentiert werden. Der Kontext, in dem die Informationen über den Missbrauch erhoben wurden, sollte dokumentiert werden. Im Einzelnen sollten der Informant, die Art der Mitteilung (spontan vs. durch aktives Traumaereignis-Screening, Auslöser, Art der Nachfragen), Umstände, Form (z. B. mit oder ohne Körperkontakt), Dauer und Häufigkeit des Missbrauchs genauso beschrieben werden wie die Beziehung des Kindes zum Täter und die im klinischen Kontext eingeleiteten oder durchgeführten Maßnahmen.
- *Verhalten konkret beschreiben:* Erscheinen Verhaltensweisen der betroffenen Kinder oder Jugendlichen im Zusammenhang mit ihren Missbrauchserfahrungen bedeutsam, sollte das beobachtete Verhalten in seinem Kontext konkret und nachvollziehbar beschrieben werden.

Sowohl aus klinischen als auch aus forensischen Gründen ist eine genaue Dokumentation der Missbrauchsanamnese erforderlich. Für eine nachvollziehbare klinische Bewertung sind Einzelheiten der erhaltenen Hinweise auf Missbrauch bedeutsam. Wegen ihrer besonderen Bedeutung sind insbesondere verbale Äußerungen von betroffenen Kindern und

Jugendlichen über ihren Missbrauch möglichst wortgetreu in der Dokumentation zu erfassen. Verhaltensbesonderheiten im Sinne eines Verhaltensdefizits, z. B. auffälliges Vermeidungsverhalten, oder eines Verhaltensexzesses, z. B. übermäßige und nicht situationsangepasste körperliche Annäherungen, sollten möglichst deskriptiv mit ihrem Kontext dokumentiert werden. Problematisch sind unklare Beschreibungen wie „zeigte sexualisiertes Verhalten gegenüber Mitpatientinnen oder -patienten" etc. Vielmehr sollten die damit gemeinten Verhaltensweisen detailliert auf der Handlungsebene beschrieben werden.

Wortgetreue Dokumentation der Äußerungen der Betroffenen

Da Angehörige der Heilberufe im Rahmen von Gerichtsverfahren als Zeuginnen und Zeugen einvernommen werden können, ist ebenfalls eine genaue Dokumentation der im klinischen Rahmen erhaltenen Hinweise auf Missbrauch ratsam. Leitend für den Umgang mit Hinweisen auf Missbrauch im klinischen Rahmen sind stets die Interessen der betroffenen Kinder und Jugendlichen, insbesondere die Klärung ihres Hilfebedarfs und die Einleitung etwa indizierter therapeutischer Interventionen. Die Dokumentation von Hinweisen auf Missbrauch im klinischen Kontext kann eine forensische Evaluation nicht ersetzen. Gleichwohl können im klinischen Kontext gewonnene Erkenntnisse bei einer späteren forensischen Beurteilung bedeutsam werden, z. B. bei der Zeugeneinvernahme von Behandelnden. Da es meist nicht möglich sein dürfte, in längerem zeitlichen Abstand Einzelheiten der Missbrauchshinweise zu erinnern, sollten diese Hinweise zeitnah und möglichst verbatim mit Angabe des Kontextes in der Patientenakte dokumentiert werden.

Hilfreiche Materialien:

Checkliste (potenzieller) Traumata (vgl. M03, S. 91).

2.6 Beratung und Psychoedukation nach Feststellung eines Missbrauchs

L5 — Leitlinie 5: Beratung und Psychoedukation nach Feststellung eines Missbrauchs

- *Psychoedukation zu sexuellem Missbrauch durchführen:* In jedem Fall haben Betroffene und ihre nicht missbrauchenden Bezugspersonen einen Anspruch auf Beratung und Validierung ihrer Erfahrungen. Eine solche Psychoedukation umfasst eine dem Entwicklungsstand der Betroffenen angepasste Definition sexuellen Missbrauchs, die Normalisierung von Belastungssymptomen infolge eines Missbrauchs, sowie Hinweise auf die Rechte des betroffenen Kindes und auf Interventions- und Therapiemöglichkeiten.
- *Verantwortung für den Missbrauch klar benennen:* In der Psychoedukation sollten das Recht auf sexuelle Selbstbestimmung betont und das Unrecht des erlittenen Missbrauchs sowie die Verantwortung des Täters hierfür betont werden.

Psychoedukation kann entlastend wirken

Bei der ersten Thematisierung eines sexuellen Missbrauchs im klinischen Kontext besteht die Chance, entlastend und unterstützend zu intervenieren, indem die typische Unsicherheit der betroffenen Kinder und Jugendlichen durch eine Aufklärung über die Definition eines Missbrauchs, über die Verantwortung des Täters, über typische Belastungssymptome nach Missbrauch und über Hilfemöglichkeiten reduziert wird. Die mit einer solchen Psychoedukation verbundene Validierung des Missbrauchs als ein erlittenes Unrecht kann bereits zu einer unmittelbaren Entlastung der Betroffenen und ihrer nicht missbrauchenden Bezugspersonen führen. Weiterhin sollten in dieser Situation auch die weiteren Schritte und Hilfemöglichkeiten erläutert werden.

Die Missbrauchserfahrung des Kindes oder Jugendlichen sollten gegenüber den Betroffenen, ihren Familien und ihren Eltern anerkannt und als ein potenziell schädliches Fehlverhalten des Täters bezeichnet werden. Abwegigen Rechtfertigungen des Missbrauchs durch die verantwortlichen Täter bzw. Beschuldigten als vermeintlich gut gemeintes, fürsorgliches Verhalten sollte aktiv begegnet werden.

Hilfreiche Materialien:

- Leitfragen für Psychoedukation zu sexuellem Missbrauch (vgl. M07, S. 105);
- Hilfreiche Links (vgl. M05, S. 101).
- Ratgeber Sexueller Missbrauch (Goldbeck, Allroggen, Münzer, Rassenhofer & Fegert, 2017)

2.7 Kooperation im Kinderschutz

L6 Leitlinie 6: Kooperation im Kinderschutz

– *Unkoordinierten Aktionismus vermeiden:* Es gilt zu klären, ob und ggf. wem und mit welchen Folgen vor der aktuellen klinischen Untersuchung Mitteilung vom Missbrauch gemacht wurde und welche Institutionen und Personen noch in den Fall involviert sind oder werden sollten. Kliniker bzw. Therapeutinnen und Therapeuten sollten ihre Rolle im Umgang mit dem sexuellen Missbrauch beachten und ihren ggf. betroffenen Patientinnen und Patienten erklären („Hilfe bei der Bewältigung des Missbrauchs") und von der Rolle und den Aufgaben anderer Helfer und Institutionen (Jugendamt, Polizei, Staatsanwaltschaft, Gerichte) abgrenzen.
– *Vertraulichkeit und Schweigepflicht beachten:* Die im Rahmen der klinischen Versorgung erhaltenen Informationen über einen sexuellen Missbrauch sollten prinzipiell nur mit Einverständnis der Betroffenen bzw. Sorgeberechtigten an dritte Personen herausgegeben werden, es sei denn, dass durch die Einholung des Einverständnisses eine akute Gefährdung des Kindes entsteht. Hier ist die getroffene Güterabwägung zwischen Bruch der Schweigepflicht und Mitteilung an Dritte zur Abwendung einer drohenden Kindeswohlgefährdung gut zu dokumentieren.

- *Fachberatung und Supervision nutzen:* Hinweise auf Missbrauch können Helfende und Behandelnde irritieren und emotional belasten. Sie lösen Unsicherheit aus. Um dem betroffenen Kind und seiner Familie Sicherheit zu vermitteln und angemessen zu reagieren, gilt es Ruhe zu bewahren, sich bei Bedarf mit erfahrenen Fachkräften (siehe Beratungsanspruch gegenüber dem Jugendamt nach § 8a SGB VIII) oder Supervisorinnen und Supervisoren zu beraten und bei der Einleitung von Unterstützungsmaßnahmen planvoll vorzugehen. Bei Handlungs- und Hilfebedarf außerhalb des klinischen Settings sollte stets eine Fachberatung und Zusammenarbeit mit dem Jugendamt am Aufenthaltsort des Kindes erfolgen.
- *Interdisziplinäre Hilfeplanung koordinieren:* In komplexen Fällen benötigen Betroffene vor oder neben einer therapeutischen Hilfestellung andere Hilfen, wie sie z. B. im Rahmen von Hilfen zur Erziehung von der Kinder- und Jugendhilfe oder von spezifischen Opferanlauf- und Beratungsstellen vorgehalten werden. Dabei sollte sowohl dem psychosozialen als auch dem rechtlichen Beratungsbedarf entsprochen werden. Sind mehrere Helfende und Institutionen an der Versorgung von Betroffenen beteiligt, sollte die Hilfeplanung und -leistung koordiniert werden. Das Jugendamt kann neben einer Fachberatung in Kinderschutzfragen den Hilfeplan im Rahmen von Eingliederungsmaßnahmen seelisch behinderter Kinder und Jugendlicher nach §§ 35a, 36 KJHG koordinieren.

Die Zusammenarbeit von Klinikern mit Behörden und Institutionen außerhalb des Gesundheitssystems ist geboten, wenn der Schutz der Betroffenen und die Hilfeplanung nicht allein im klinischen Rahmen erfolgen können. Die rechtlichen Rahmenbedingungen des Gesetzes zur Kooperation im Kinderschutz (KKG) sind bei der Informationsweitergabe an Dritte zu berücksichtigen. Eine etwaige Weitergabe von Informationen über einen Missbrauch an Dritte sollte gegenüber den Betroffenen und ihren Sorgeberechtigten transparent gehandhabt werden, um die therapeutische Beziehung nicht zu gefährden, sofern das Ziel der Hilfe durch eine vorherige Mitteilung der beabsichtigten Weitergabe nicht gefährdet wird.

Keine Anzeigepflicht für Kliniker

Für Kliniker oder andere Berufsgruppen besteht in Deutschland keine Anzeigepflicht von Taten gegen die sexuelle Selbstbestimmung, von denen diese Berufsgruppen in ihrer beruflichen Tätigkeit erfahren haben. Die Vor- und Nachteile einer Anzeige bei den Strafverfolgungsbehörden sind im klinischen Kontext mit den Patientinnen und Patienten zu erörtern. Diese sind über die Möglichkeit einer Strafanzeige zu informieren, sowie über den damit verbundenen Ermittlungszwang bei sog. Offizialdelikten, also die Unmöglichkeit der Rücknahme einer solchen Strafanzeige.

Erster Ansprechpartner für Hilfemaßnahmen bei Kindeswohlgefährdung ist neben den nicht missbrauchenden Sorgeberechtigten zuständigkeitshalber das Jugendamt am Aufenthalts- bzw. Wohnort des betroffenen Kindes oder Jugendlichen (vgl. Kapitel 2.1).

Hilfreiche Materialien:

- Regionales Hilfesystem – Erstellen einer Kontaktliste (vgl. M06, S. 102);
- Hilfreiche Links (vgl. M05, S. 101).

2.8 Gefährdungseinschätzung

L7 Leitlinie 7: Gefährdungseinschätzung

Anhaltspunkte für eine Gefährdung der Betroffenen: Folgende Checkliste gibt Anhaltspunkte für die Einschätzung einer akuten Gefährdung des betroffenen Kindes oder Jugendlichen:
- Gibt es eine schützende sorgeberechtigte Bezugsperson?
- Gibt es Hinweise auf einen fortgesetzten Missbrauch oder auf drohende Wiederholung des Missbrauchs?
- Besteht eine andere und weitergehende Gefährdung, die mit dem Missbrauch verbunden ist, z. B. durch andere Misshandlungs- oder Vernachlässigungsformen?
- Hat die betroffene Person Kontakt zur angeschuldigten Person?
- Ist sie von der angeschuldigten Person abhängig?
- Hat die betroffene Person ausreichende Möglichkeiten, Schutz vor weiteren Übergriffen selbst herbeizuführen, z. B. durch die Veranlassung einer Inobhutnahme?
- Besteht eine Selbstgefährdung des betroffenen Kindes oder Jugendlichen, z. B. durch Trebegängerei, Suizidalität oder Drogenkonsum?
- Ist erkennbar, dass weitere Kinder durch den oder die Beschuldigten gefährdet sind?

Priorität von Schutzmaßnahmen: Die Sicherheit der Betroffenen und Schutzmaßnahmen sind bei einer anhaltenden Gefährdungslage über die gesamte Diagnostik- und Interventionsphase zu priorisieren. Therapeutische oder pädagogische Hilfen können nur greifen, wenn die betroffene Person ausreichend geschützt ist.

Primat der Sicherheit des Kindes/ Jugendlichen

Die Sicherheit des betroffenen Kindes oder Jugendlichen sollte eingeschätzt werden und bei allen Schritten in der Behandlungs- und Interventionsplanung Vorrang behalten. Es ist unwahrscheinlich, dass ein Kind in einer absolut sicheren Umgebung aufwachsen kann. Jedoch sollte ein vernünftiges Ausmaß an Sicherheit angestrebt werden, bevor mit einer Behandlung der von etwaigen Missbrauchsfolgen begonnen wird. Jegliche klinische Intervention ist bei weiter bestehenden Sicherheitsproblemen nicht Erfolg versprechend.

Missbrauch in Familie und Umfeld häufig wiederkehrend

Vor allem intrafamiliärer Missbrauch oder Missbrauch durch bekannte Täter aus dem sozialen Umfeld des betroffenen Kindes oder Jugendlichen geschieht häufig wiederholt oder über längere Zeit. Daher ist stets die mögliche Gefährdung durch weitergehenden Missbrauch oder andere Faktoren abzuklären. Hierzu ist wiederum eine genaue Exploration des Kindes und seines familiären und sozialen Umfeldes erforderlich. Die nächsten, nicht missbrauchenden Bezugspersonen sind in diese Abklärung einzubeziehen.

Mögliche Loyalitätskonflikte des Kindes zu Beschuldigten aus ihrer Familie oder ihrem sozialen Umfeld sind zu berücksichtigen, sie haben sowohl rechtliche (vgl. Kapitel 2.1) als auch klinische Bedeutung. Wenn das Kind sich aus Abhängigkeit oder Loyalität einem Täter gegenüber nicht vor weiteren Übergriffen schützen kann, müssen Maßnahmen zum

Schutz des Kindes im Einvernehmen mit einer bzw. einem schützenden Sorgeberechtigten oder einer Ergänzungspflegerin bzw. einem Ergänzungspfleger des Kindes abgestimmt und realisiert werden.

Im klinischen Rahmen allein kann bei anhaltender Gefährdung des Kindeswohls kein ausreichender Schutz einer betroffenen Person organisiert werden. Hierzu bedarf es neben der Beteiligung des Kindes selbst der Mitwirkung mindestens einer bzw. eines nicht missbrauchenden Sorgeberechtigten. Gibt es keine sorgeberechtigte Person, die einen ausreichenden Schutz des Kindes bzw. Jugendlichen gewährleistet, ist im Rahmen der Vorgaben des Bundeskinderschutzgesetzes die Konsultation bzw. Einschaltung des zuständigen Jugendamtes am Wohnort bzw. Aufenthaltsort des Kindes erforderlich, um Maßnahmen zur Gefahrenabwehr wie z. B. eine Inobhutnahme einzuleiten. Sollten die Sorgeberechtigen einer begründeten Inobhutnahme widersprechen oder durch ihr Verhalten das Wohl ihres Kindes gefährden, sind familiengerichtliche Maßnahmen im Rahmen der §§ 1666, 1666a BGB i. V. mit § 8a KJHG einzuleiten, die in der Regel im Rahmen einer Mitteilung des Jugendamts an das zuständige Familiengericht nach § 8a KJHG erfolgen. Gefährdungslagen von Kindern und Jugendlichen können auch direkt von Therapeutinnen und Therapeuten oder anderen Berufsgruppen beim Familiengericht zur Anzeige gebracht werden, wenn der Weg über das Jugendamt nicht zielführend war.

Einschalten des Jugendamts zum Schutz des Kindes/Jugendlichen

Wegen der Tragweite von Eingriffen in die Lebenssphäre des Kindes zu seinem Schutz und wegen des Risikos unbeabsichtigter schädlicher Nebenwirkungen von Schutzmaßnahmen empfiehlt sich bei einer festgestellten akuten Kindeswohlgefährdung stets eine kollegiale oder interinstitutionelle Fachberatung, insbesondere mit den insoweit erfahrenen Fachkräften des zuständigen Jugendamts (siehe hierzu auch M01 in Kapitel 4).

Hilfreiche Materialien:

Exemplarischer Entscheidungsbaum: Vorgehen bei Hinweisen auf Kindeswohlgefährdung durch sexuellen Missbrauch, Vernachlässigung oder Misshandlung (vgl. M02, S. 90).

2.9 Beteiligung des betroffenen Kindes oder Jugendlichen

L8 | Leitlinie 8: Beteiligung des betroffenen Kindes oder Jugendlichen

– *Beteiligung ermöglichen:* Auch durch Einbezug unterstützender Begleitpersonen bei der Erläuterung des Vorgehens und der Rahmenbedingungen. Explizit betonen, dass Beteiligung erwünscht ist und dass Fragen und Nachfragen wichtig sind, da sonst leicht Miss-

verständnisse entstehen können. Begriffe wie Schweigepflicht, Inobhutnahme, Psychotherapie, müssen Kindern altersabhängig konkret in ihrer Bedeutung erklärt werden.
- *Situation herstellen, in der eine Beteiligung möglich ist:* Unterstützende Begleitpersonen zulassen; Pausen einbauen, in denen Rücksprache mit der Begleitperson gehalten werden kann; dem Kind/Jugendlichen erklären, dass die Schweigepflicht für den Kliniker gilt, das Kind/der Jugendliche jedoch mit Vertrauenspersonen darüber sprechen kann.
- *Entwicklungsangepasst informieren:* Von Missbrauch betroffene Kinder oder Jugendliche sind in ihrem Entwicklungsstand angepasster Form an allen darauf bezogenen Maßnahmen zu beteiligen. Prinzipiell ist die informierte Zustimmung des Kindes (Assent) oder wenn Jugendliche die Tragweite einer solchen Entscheidung überschauen können, auch deren informiertes Einverständnis (Consent) einzuholen. Je weniger einsichtsfähig das Kind z. B. aufgrund seines Entwicklungsalters ist, desto mehr Beteiligung von Sorgeberechtigten ist geboten, bei Bedarf mit vom Gericht bestellten Ergänzungspflegerinnen bzw. -pflegern für Teile der elterlichen Sorge.
- *Transparent vorgehen:* Die Beteiligung beinhaltet eine umfassende Aufklärung über das Ergebnis der klinischen Einschätzung, über Auswirkungen sexuellen Missbrauchs im allgemeinen und im konkreten Fall, über die Rechte von Betroffenen und Hilfsmöglichkeiten sowie eine uneingeschränkte Transparenz aller Maßnahmen.
- *Zustimmung der Betroffenen in alle Maßnahmen anstreben:* Zwangsmaßnahmen sollten außerhalb medizinischer Notfälle und anderweitig nicht abwendbarer akuter Gefahren unterbleiben. Prinzipiell ist das informierte Einverständnis des Kindes oder Jugendlichen zu jeglichen Maßnahmen einzuholen, sofern das Ziel der Hilfe dadurch nicht gefährdet wird.

Kinder und Jugendliche haben als Patienten Anspruch auf Information und Beteiligung bei sämtlichen diagnostischen Maßnahmen und Interventionen des klinischen Personals. Gerade bei sexuell missbrauchten Kindern, über deren Willensäußerungen oft hinweggegangen wurde und die häufig ambivalenten Beziehungsangeboten mit einer Kombination von Privilegien und Übergriffen ausgesetzt waren, ist es sehr wichtig, Rollen und Verantwortungen klar zu kommunizieren. Ziel sollte es sein, nicht erneut über den Willen von Kindern hinwegzugehen. Gleichzeitig müssen manche Entscheidungen zum Schutz eines Kindes, auch gegen den artikulierten Willen, mit Blick auf das Kindeswohl, getroffen werden. Solche Konflikte müssen mit Kindern erörtert, Ihnen muss das Vorgehen der Erwachsenen erläutert werden, sonst konstruieren sich Kinder selbst Erklärungen für das Erlebte, die sich dann häufig mit Schuld- und Schamgefühlen mischen. Ein Fallbeispiel mag dies erläutern:

Transparenz gegenüber missbrauchten Kindern und Jugendlichen ist wichtig

Beispiel:

Nachdem drei Männer, die mit Wissen der Kindsmutter kinderpornografische Darstellungen von drei Kindern in der Vorpubertät gemacht hatten, bekannt geworden waren, wurden diese Männer in einer Aktion vor Ort in der Familienwohnung in flagranti erwischt und verhaftet und kamen sofort in Untersuchungshaft. Die Kinder wurden zu ihrem Schutz dem Jugendamt übergeben, welches sie zunächst beim Kindernotdienst, dann in einer Bereitschaftspflege und schließlich in einem kirchlichen Heim platzierte. Dort haben sich die Kinder sehr gut eingelebt. Ungefähr drei Jahre nach diesen dramatischen Szenen werden die Männer, die zu Haftstrafen verurteilt waren, wegen guter Führung aus dem Gefängnis entlassen. Dies erfahren die Kinder über den Kontakt zur nach wie vor sorgeberechtigten Mutter. Die Kinder zeigen ab diesem Moment massive Verhaltensauffälligkeiten im Heim. Im Rahmen der Abklärung wird deutlich, dass mit den Kindern über die ganze Aktion nie gesprochen worden war und ihnen das Vorgehen auch nie erläutert worden war. Die Kinder waren der Auffassung, dass die Männer zur Strafe ins Gefängnis gekommen sind und sie zur Strafe im Heim sind. Dies war ihnen im Vorfeld von den Männern auch wiederholt angedroht worden, falls sie sich irgendjemandem mitteilen. De facto beschrieben die Kinder, dass sie sich im Heim wohlfühlten, aber gerne freiwillig dort bleiben würden, weil es doch ungerecht sei, dass die Männer nun ihre Strafe abgesessen hätten und sie immer noch im Heim bleiben müssten etc.

Interventionssituationen im Kinderschutz sind hochemotional und sollen Kinderrechte und das Kindeswohl stärken und schützen. Häufig wird vor lauter Aktionismus das direkte Gespräch und das Erläutern der Handlungsschritte gegenüber den Kindern vernachlässigt, weil sich die Erwachsenen in der Fallklärung abstimmen. Bedenklich ist sogar, dass, gerade wenn das Hilfeprozessmanagement unterschiedlicher professionellen Beteiligten aus deren Sicht besonders gut funktioniert, die Partizipation eher leidet (vgl. Goldbeck et al., 2007).

Im Fall eines Missbrauchs sind die davon betroffenen Kinder und Jugendlichen im Rahmen einer ausführlichen Psychoedukation über die Unrechtmäßigkeit jedes Missbrauchs, über ihre damit verbundenen Rechte, über mögliche gesundheitliche Konsequenzen und mögliche Hilfen in einer dem kognitiven und sozial-emotionalen Entwicklungsstand des betroffenen Kindes entsprechenden Form aufzuklären. Sie sind an der Planung und Durchführung sämtlicher Maßnahmen, die zu ihrem Wohl in Betracht kommen, zu beteiligten.

Zwangsmaßnahmen vermeiden

Kinder erleben diagnostische und therapeutische Bemühungen als umso hilfreicher, je mehr sie beteiligt werden. Ihre Bereitschaft zur Mitwirkung an diesen Maßnahmen steigt, wenn sie zuvor informiert wurden und ihr Einverständnis mit diesen Maßnahmen erreicht wurde. Maßnahmen gegen den Willen der Betroffenen können das Vertrauen in die Helfer nachhaltig erschüttern, insbesondere vor dem Hintergrund der bereits im Rahmen des Missbrauchs erlebten Ausbeutung und Fremdbestimmung. Zwangsmaßnahmen, wie z. B. mit Fixierung und physischer Gewalt, unter Sedierung oder Narkose durchgeführte körperliche Untersuchungen, können ein Wiedererleben der primären traumatischen Erlebnisse auslösen und sind darüber hinaus per se eine schwere Belastung für die Betroffenen, die in der Regel vermieden werden sollte. Ermittlungswünsche von Behörden oder erwachsenen Bezugspersonen müssen im Rahmen einer Güterabwägung gegenüber dem Kindeswohl evtl. zurückstehen.

2.10 Beteiligung von Bezugspersonen

L9 Leitlinie 9: Beteiligung von Bezugspersonen

- *Nicht missbrauchende Bezugspersonen und Sorgeberechtigte stärken und einbeziehen:* Entscheidend für die Bewältigung des Missbrauchs ist die familiäre und soziale Unterstützung des betroffenen Kindes oder Jugendlichen. Sowohl bei der Diagnostik als auch bei einer eventuellen missbrauchsbezogenen Therapie ist daher die aktive Beteiligung einer nicht missbrauchenden, die Missbrauchsbewältigung unterstützenden erwachsenen Bezugsperson zu empfehlen.
- *Bezugspersonen zur Anerkennung des Missbrauchs führen:* Zweifel an der Glaubhaftigkeit der Aussagen des Kindes unterminieren die Bewältigung des Missbrauchs. Eine validierende und unterstützende Grundhaltung der nicht missbrauchenden Bezugspersonen ist wesentlich.
- *Dynamik intrafamiliärer oder intrainstitutioneller Täter-Opfer-Konstellationen beachten:* Täter bzw. Beschuldigte haben aus strafrechtlicher Sicht das Recht, den Missbrauch abzustreiten, sodass von ihnen keine Kooperation bei Maßnahmen zum Schutz oder zur missbrauchsbezogenen Hilfestellung für das betroffene Kind zu erwarten ist. Missbrauchte Kinder und Jugendliche, aber auch andere nicht missbrauchende Familienangehörige wie z. B. Partner sind häufig vom Täter abhängig und haben dieser Person gegenüber ambivalente Gefühle.
- *Erstmitteilung eines Missbrauchs durch Dritte mit dem betroffenen Kind oder Jugendlichen validieren:* Wenn zunächst dritte Personen von einem Missbrauch des Kindes berichten, gilt ebenfalls das Prinzip der möglichst konkreten, verhaltensnahen Beschreibung des oder der Erlebnisse(s). Es sollte exploriert werden, wie die mitteilende Person von dem Missbrauch Kenntnis erlangt hat und in welchem Verhältnis sie zu dem bzw. der Beschuldigten steht. Eine direkte Exploration des Kindes sollte sich dem Explorationsgespräch mit einem ggf. anderen Informanten anschließen.
- *Eltern nach Bedarf in Therapie vermitteln:* Eltern, die aufgrund des Missbrauchs ihres Kindes selbst in klinisch relevantem Ausmaß psychisch belastet sind, sollten in eine geeignete eigene Therapie vermittelt werden.

Sexueller Missbrauch ist eine schwerwiegende Enttäuschung des Anspruchs und der Erwartungen eines Kindes oder Jugendlichen auf Sicherheit und Achtung seiner Bedürfnisse durch ältere bzw. erwachsene Personen. Vertrauen in erwachsene Bezugspersonen wiederherzustellen bzw. zu stärken, gehört daher zu den vordringlichsten Aufgaben in der Beratung und Therapie von Missbrauchsbetroffenen. Entscheidend für eine gelingende Verarbeitung des Missbrauchs ist die uneingeschränkte Unterstützung des betroffenen Kindes durch einen nicht missbrauchenden Elternteil oder eine andere erwachsene Bezugs- und Vertrauensperson. Gleichaltrige oder Freunde können ebenfalls hilfreich sein, und viele betroffene Kinder und Jugendliche wenden sich auch oft primär an ihre Freunde. Dennoch können Gleichaltrige die Funktion einer unterstützenden und schützenden erwachsenen Bezugsperson nicht ersetzen. Diese unterstützende Funktion der Eltern bzw. aktuellen Bezugspersonen zu stärken, ist eine zentrale Aufgabe für die Beratung und Psychoedukation.

Stehen unterstützende Eltern nicht zur Verfügung, sollten außerfamiliäre Bezugspersonen wie z. B. Pflegeeltern oder Bezugsbetreuerinnen und Betreuer aus Jugendhilfeeinrichtungen eng in die Planung sämtlicher Maßnahmen zum Schutz und zur Hilfestellung für die Betroffenen einbezogen werden, in der Regel werden dann auch Eingriffe in die elterliche Sorge durch Beschluss des zuständigen Familiengerichts und die Einsetzung eines Vormundes bzw. von Pflegepersonal erforderlich.

Missbrauch innerhalb der Familie

Kommt der Beschuldigte aus der eigenen Familie, oder lebt diese Person sogar mit dem betroffenen Kind bzw. Jugendlichen zusammen, induziert die Aufdeckung des Missbrauchs stets eine Krisensituation. Häufig wird eine schon länger bestehende Zerrüttung der Familie damit offenkundig. Hinweise auf oder die Feststellung eines sexuellen Missbrauchs lösen bei allen Beteiligten heftige emotionale Reaktionen und Loyalitätskonflikte aus, die sich erschwerend auf die Verarbeitung des Missbrauchs und auf die klinische Versorgung des missbrauchten Kindes auswirken können. Problematisch und mit unwägbaren Risiken verbunden ist der Verbleib von Familientätern im Haushalt des betroffenen Kindes oder Jugendlichen und die uneingeschränkte weitere Ausübung der elterlichen Sorge durch Familientäter, insbesondere wenn seitens des Täters keine Übernahme der vollen Verantwortung für den Missbrauch erfolgt ist. Das weitere Zusammenleben mit dem Täter stellt die Familie vor die kaum lösbare Aufgabe, einerseits Sicherheit vor der Wiederholung des Missbrauchs zu garantieren und andererseits die durch den Missbrauch belasteten und verzerrten Beziehungen zum Täter zu normalisieren. Im Sinne des Kontinuitätsprinzips sollte zum Wohle des von intrafamiliärem Missbrauch betroffenen Kindes oder Jugendlichen aus zerrütteten Familien eher der Täter ausscheiden als das Kind.

Missbrauch in Institutionen

Auch beim Missbrauch in Institutionen gehört in der Regel die zumindest einstweilige Distanzierung vom Täter zu den wesentlichen Voraussetzungen für eine Bewältigung der Missbrauchserlebnisse und für das Wiedererlangen von Vertrauen in die Bezugspersonen. Entscheidend für eine gelingende Bewältigung ist der Rückhalt, den die von intrainstitutionellem Missbrauch betroffene Person von Seiten der verantwortlichen Personen in der Einrichtung erhält.

Ambivalenz gegenüber den Tätern

Häufig bestehen bei missbrauchten Kindern und Jugendlichen ambivalente Gefühle gegenüber den Tätern, insbesondere wenn diese sich intensiv und teilweise fürsorglich um das Kind gekümmert haben. Diesen Ambivalenzen in der Beratung und Therapie Platz zu geben, ohne den Missbrauch zu bagatellisieren oder die Verantwortung des Täters hierfür abzuschwächen, erlaubt dem Kind eine differenzierte Verarbeitung und Reflexion seiner Erlebnisse mit und seiner Beziehung zum Täter.

Gerade bei Jugendlichen ist die Einbeziehung von Schulfreundinnen und Schulfreunden und anderen Unterstützungspersonen aus dem Umfeld, denen sich Kinder zuerst anvertraut haben und die häufig Jugendliche motiviert haben, sich Hilfe zu suchen, unbedingt zu fordern. Solche Begleitpersonen können, ähnlich wie unterstützende Elternteile, natürlich Aussagen des Kindes beeinflussen und auch Exploration und insbesondere therapeutische Interventionen stören. Insofern ist es wichtig, überall da, wo es geboten ist, ein Einzelsetting mit dem Kind oder Jugendlichen herzustellen. Zuvor muss aber gewährleistet werden, dass das Kind oder der Jugendliche sich in der Situation sicher fühlt. Hierbei sind Begleitpersonen eine wichtige Ressource, weil Rahmenbedingungen des Vorgehens, Rechte des Kindes etc. im Beisein der Begleitperson erläutert werden können. Danach sollte in der Regel eine kurze Pause gemacht werden, damit das Kind sich noch einmal über seinen Eindruck der Therapeutin bzw. des Therapeuten mit der Begleitperson unterhalten kann, sich aktiv verabschieden kann und dann in Einzelgespräche gehen kann.

2.11 Traumafokussierte Psychodiagnostik

L10 **Leitlinie 10: Traumafokussierte Psychodiagnostik**

- *Traumafokussiert diagnostizieren:* Nach der Feststellung einer Missbrauchsanamnese und einem orientierenden Symptomscreening erfolgt die umfassende Abklärung möglicher psychopathologischer Missbrauchsfolgen. Dabei ist es notwendig, den Missbrauch zu thematisieren und darauf bezogene Kognitionen, Emotionen und Verhaltensmuster zu identifizieren, um klinisch relevante Symptome zu erkennen, eine differenzialdiagnostische Abklärung vorzunehmen und den entsprechenden Behandlungsbedarf abzuschätzen. Bei Hinweisen auf klinisch relevante akute oder posttraumatische Belastungssymptome sollte ein störungsspezifisches, semistrukturiertes Interview, wie z.B. das Interview für Belastungsstörungen für Kinder und Jugendliche (IBS-KJ; Steil & Füchsel, 2006, vgl. Kapitel 3.1.2), zur Abklärung einer akuten oder posttraumatischen Belastungsstörung durchgeführt werden.
- *Umfassende klinische Diagnostik durchführen:* Jenseits oder zusätzlich zu einer Belastungsstörung können infolge von sexuellem Missbrauch unterschiedliche psychische Störungen auftreten oder verstärkt werden. Die klinische Diagnostik sexuell missbrauchter Kinder und Jugendlicher berücksichtigt daher das gesamte Spektrum möglicher psychischer, psychosozialer oder körperlicher Missbrauchsfolgen.
- *Ressourcen validieren und nutzen:* Spontane Bewältigungsleistungen und Beschwerdefreiheit trotz Missbrauchs sind anzuerkennen. Das Angebot einer Wiedervorstellung bei verzögert auftretenden Symptomen kann an dieser Stelle entlastend wirken, in Verbindung mit Hinweisen auf die zentrale Funktion der sozialen und familiären Unterstützung von Betroffenen und der Aufrechterhaltung normaler Alltagsabläufe und -anforderungen.
- *Missbrauchsbezogene Emotionen, Kognitionen und Verhaltensweisen beachten:* Missbrauchte Kinder und Jugendliche sowie ihre Eltern entwickeln unter dem Eindruck des Missbrauchs typische emotionale, kognitive und Verhaltensreaktionen, wie z.B. Vermeidung, Scham- und Schuldgefühle oder Loyalitätskonflikte. Diese Reaktionen sind in der klinischen Diagnostik zu berücksichtigen.

Grundsätzlich geht eine systematische klinische Diagnostik einer therapeutischen Intervention voraus. Die Ergebnisse der Diagnostik sollten bei der Therapieplanung berücksichtigt werden und der Therapieplan sollte zu den im Einzelfall festgestellten Problemen und Störungen passen. Zu einer umfassenden Diagnostik – vgl. hierzu auch die Leitlinien 2 bis 4 im Band 12 der Leitfaden-Reihe zu Posttraumatischen Belastungsstörungen (Steil & Rosner, 2009) – gehört die Erhebung der gesamten Traumaanamnese, einschließlich der belastenden Lebensereignisse und einer möglichen Viktimisierung jenseits des sexuellen Missbrauchs.

Akute Belastungssymptome sind eine normale Reaktion

Akute Belastungssymptome in den ersten Tagen und Wochen nach einem Missbrauchsereignis sind typisch und sollten als normale Reaktion der Psyche auf eine traumatische Erfahrung eingeordnet und den Betroffenen erklärt werden. Bleiben missbrauchsbezogene Belastungssymptome in einem klinisch relevanten Ausmaß länger als vier Wochen nach dem (letzten) Missbrauchsereignis bestehen, ist eine PTBS in Betracht zu ziehen (vgl. Band 12 der Leitfaden-Reihe von Rosner & Steil). Aufgrund der häufigen Komorbiditäten oder dem mit einem Missbrauch einhergehenden Risiko der Auslösung oder Verstärkung anderer psychischer Störungen sollte die Psychodiagnostik nach Missbrauch nicht nur Belastungsstörungen abklären, sondern stets universell ausgerichtet sein.

Sorgfältige Exploration

Die allgemeinen Empfehlungen für die klinische Psychodiagnostik von Kindern und Jugendlichen, wie sie bei Döpfner und Petermann (2012) ausführlich beschrieben werden, gelten auch für die Diagnostik sexuell missbrauchter Kinder und Jugendlicher. Empfohlen wird ein schrittweises diagnostisches Vorgehen, beginnend mit einer sorgfältigen Exploration von Belastungssymptomen, am besten mithilfe eines semistrukturierten störungsspezifischen Interviews (vgl. Kapitel 3.1.2), sowie darüber hinaus mit einer Erhebung des aktuellen psychopathologischen Befundes beispielsweise im Rahmen eines semistrukturierten klinischen Screeninginterviews für psychische Störungen bei Kindern und Jugendlichen, wie z. B. Kinder-DIPS (Schneider, 2009) oder K-SADS (Delmo, Weifenbach, Gabriel, Marchia & Poustka, 1998). Die Diagnostik dysfunktionaler posttraumatischer Kognitionen kann durch den Fragebogen zur Erhebung posttraumatischer Kognitionen bei Kindern und Jugendlichen (CPTCI; de Haan, Petermann, Meiser-Stedman & Goldbeck, 2016) unterstützt und strukturiert werden (vgl. Kapitel 3.1). Für eine ausführliche Darstellung der Diagnostik der PTBS sei auf den Band 12 zu PTBS der Leitfaden-Reihe (Steil & Rosner, 2009) verwiesen. Zu beachten ist, dass Kinder oft nicht das Vollbild einer PTBS entwickeln, aber dennoch durch ihre Belastungssymptome beeinträchtigt sein können. Im DSM-5 (American Psychiatric Association, 2013) wurde der entwicklungsspezifischen Ausprägung der PTBS mit der Einführung eines Subtyps für Vorschulkinder (Altersbereich bis 6 Jahre) Rechnung getragen. Außerdem definiert das DSM-5 mehrere zusätzliche PTBS-Symptome im Bereich affektiver und kognitiver Veränderungen sowie im Bereich von Verhaltensauffälligkeiten, sodass insgesamt eine komplexere Symptomatik in einer Störung abgebildet werden kann. Zur weiteren Differenzierung einer Sonderform der PTBS sind nach DSM-5 etwaige dissoziative Symptome abzuklären. Das ICD-11 wird sich hinsichtlich der Klassifikation von stressabhängigen Störungen dahingehend von der bisherigen Version ICD-10 unterscheiden, dass neben einer klassischen PTBS mit voraussichtlich sechs Kernsymptomen aus den Bereichen Wiedererleben, Vermeidung und empfundene Bedrohung eine neue Störung komplexe PTBS eingeführt wird, die zusätzlich zu den Kernsymptomen Auffälligkeiten in der Affektregulation, negative Selbstbewertungen und Gefühle sowie Probleme in Beziehungen zu anderen erfasst. Diese neue Diagnose soll vor allem Betroffenen von wiederholten oder andauernden traumatischen Erfahrungen, wie z. B. auch nach längerem oder wiederholtem sexuellen Missbrauch, gerecht werden. Es bleibt abzuwarten, ob die operationalen Definitionen der neuen ICD-11-Diagnosekriterien für Kinder und Jugendliche angemessen sein werden.

ICD im Wandel

Neben der Diagnostik psychopathologischer Symptome ist die Ressourcendiagnostik wichtig, um Hinweise auf mögliche oder bereits wirksame soziale Unterstützung oder auf günstige Persönlichkeitsmerkmale, wie z. B. kognitive Fähigkeiten oder verfügbare Stressregulationsfertigkeiten, zu erhalten.

Gedächtnislücken, dissoziative Symptome und Vermeidungsverhalten erschweren bisweilen den Zugang der Betroffenen zu ihren potenziell traumatischen Erinnerungen. Daher empfiehlt sich ein klinisches Training in der Exploration sexuell missbrauchter Kinder und Jugendlicher, um die traumafokussierte Psychodiagnostik mit Rücksicht auf die Belastungsgrenzen der Betroffenen durch eine sorgfältig abgestufte Konfrontation mit ihren traumatischen Erinnerungen durchzuführen. In der Regel wird ein traumafokussiertes diagnostisches Interview bei belasteten Betroffenen zwar kurzfristig mit einem erhöhten Erregungsniveau einhergehen, mittelfristig jedoch zur Entlastung der Betroffenen führen. Die Befürchtung, ein traumafokussiertes Vorgehen könnte die Betroffenen „retraumatisieren“, ist bei einem einfühlsamen und klaren Vorgehen unbegründet. Retraumatisierung ist ein Begriff, der die Wiederholung eines realen traumatischen Erlebnisses bezeichnet und nicht das notwendige und im Kern klärende und entlastende diagnostische Interview zu missbrauchsbezogenen Belastungssymptomen.

Begriff der Retraumatisierung

Von sexuellem Missbrauch betroffene Personen beklagen unter anderem, lange kein Gehör und damit auch keinen Gesprächspartner gefunden zu haben, mit dem sie ihre belastenden Erlebnisse teilen und klären konnten. Eine Kollusion des Schweigens zwischen Betroffenen und Klinikern ist verhängnisvoll, weil dadurch indizierte und erfolgversprechende traumabezogene Interventionen behindert werden.

Bei ausreichenden Ressourcen und guter Unterstützung von Seiten ihrer nicht missbrauchenden Bezugspersonen können Missbrauchserfahrungen vom betroffenen Kind oder Jugendlichen ohne nachhaltige Schädigung bewältigt werden. Resiliente Kinder und Jugendliche und ihre Bezugspersonen benötigen die Validierung ihrer adaptiven Bewältigungsstrategien im Rahmen einer Psychoedukation und Beratung. Bei offenkundiger psychischer und körperlicher Gesundheit der Betroffenen sollte dem bisweilen reflexhaft vorgetragenen Drängen auf Einleitung einer Therapie mit Hinweis auf die ausreichenden Ressourcen resilienter Betroffener widerstanden werden.

Hilfreiche Materialien:

- *Interview für Belastungsstörungen für Kinder und Jugendliche* (IBS-KJ; Steil & Füchsel, 2006; vgl. Kapitel 3.1.2);
- *Diagnostisches Interview bei psychischen Störungen im Kindes- und Jugendalter* (Kinder-DIPS; Schneider, 2009; vgl. Kapitel 3.1.2);
- *UCLA PTSD Reaction Index* (Steinberg et al., 2004; vgl. Kapitel 3.1.1);
- *Essener Trauma-Inventar für Kinder und Jugendliche* (ETI-KJ; Tagay et al., in Vorb., vgl. Kapitel 3.1.1);
- *Child and Adolescent Trauma Screening Questionnaire* (CATS; Berliner & Goldbeck, 2014; vgl. Kapitel 3.1.1 und M04, S. 95 ff.);
- *Children's Revised Impact of Event Scale* (CRIES; bezieht sich auf DSM-III-R; Perrin et al., 2005; vgl. Kapitel 3.1.1);
- *Trauma-Screening-Fragebogen für Kinder* (TSK-10; Kenardy et al., 2006; vgl. Kapitel 3.1.1);
- *DISYPS-III* (DCL-TBS, SBB-TBS, FBB-TBS, Döpfner & Görtz-Dorten, 2016, vgl. Kapitel 3.1.1);
- *Fragebogen zur Erhebung posttraumatischer Kognitionen bei Kindern und Jugendlichen* (CPTCI; de Haan et al., 2016).

2.12 Stellenwert körperlicher Untersuchungen

L11 Leitlinie 11: Stellenwert körperlicher Untersuchungen

– *Abklärung von körperlichen Schäden und Beweissicherung:* Körperliche Untersuchungen sind bei Hinweisen auf kurz zurückliegenden Missbrauch mit Körperkontakt zur Abklärung möglicher körperlicher Missbrauchsfolgen, wie z. B. Gewebeverletzungen, Schwangerschaft oder sexuell übertragbare Krankheiten, erforderlich und sollten bei Hinweisen hierauf unverzüglich eingeleitet werden. Innerhalb der ersten 48 Stunden nach einem Missbrauch mit Körperkontakt ist es im Rahmen einer rechtsmedizinischen Untersuchung unter Umständen möglich, Täterspuren (DNA) zu asservieren und diese damit für ein späteres Strafverfahren als Beweismittel zu sichern. Bei Missbrauchsereignissen ohne Körperkontakt und bei länger zurückliegenden Missbrauchsereignissen ohne eine Anamnese von missbrauchsbezogenen Körperbeschwerden ist eine körperliche Untersuchung entbehrlich.

- *Begrenzung invasiver Diagnostik und Vermeidung iatrogener Schädigung:* Fehlen nach sorgfältiger Exploration des Kindes und seiner Bezugspersonen konkrete Hinweise auf einen sexuellen Missbrauch, können indirekte oder körperliche Untersuchungen in der Regel keinen Nachweis des Missbrauchs liefern.
- *Kooperation mit medizinischen Fachdiensten:* Bei der Einleitung körperlicher Untersuchungen sind Überweisungen an Fachdienste wie z. B. kinder- und jugendgynäkologische oder rechtsmedizinische Ambulanzen mit einschlägiger Erfahrung in der Untersuchung missbrauchter Kinder und Jugendlicher zu favorisieren.

Körperliche Untersuchungen sind bei Hinweisen auf Missbrauch mit Körperkontakt zur Abklärung etwaiger körperlicher Verletzungen, sexuell übertragbarer Erkrankungen oder einer Schwangerschaft sowie zur Asservierung tatrelevanter Spuren unverzüglich durchzuführen bzw. einzuleiten. Eine körperliche Untersuchung kann auch bei Fehlen von Hinweisen auf mögliche körperliche Folgen eines Missbrauchs sinnvoll im Sinne der Rückversicherung der körperlichen Unversehrtheit sein, wenn die betroffene Person dies wünscht. Auf unnötige körperliche Untersuchungen, die häufig wiederum mit Belastungen für die Betroffenen verbunden sind, sollte hingegen verzichtet werden.

Auf unnötige Untersuchungen verzichten

Die Deutsche Gesellschaft für Rechtsmedizin hat 2011 eine Empfehlung zur forensisch-medizinischen Untersuchung von Kindern bei Verdacht auf Misshandlung und Missbrauch veröffentlicht (Debertin, Seifert & Mützel, 2011). Diese Empfehlung sei im Folgenden kurz zusammengefasst, um die angemessene Untersuchungstechnik der Ärztin oder des Arztes darzustellen: Die rechtsmedizinische Begutachtung erfordert zwingend eine qualifizierte Untersuchung. Eine sorgfältige und einfühlsame Untersuchung kann einen therapeutischen Effekt für die Kinder haben, die häufig ein gestörtes Körperbild haben. Während der Untersuchung sollte möglichst eine Vertrauensperson des Kindes anwesend sein. Die Spurensicherung sollte bei Verdacht auf sexuellen Missbrauch möglichst zeitnah erfolgen. Die Untersuchung sollte nicht nur die Anogenitalregion umfassen, sondern den ganzen Körper. Dabei empfiehlt es sich, die Entkleidung schrittweise vorzunehmen, damit das Kind zu keinem Zeitpunkt völlig entblößt ist. Bei der körperlichen Untersuchung sollten alle Verletzungen, Narben und Hautauffälligkeiten dokumentiert werden. Die Dokumentation erfolgt vorzugsweise auf einem geeigneten Untersuchungsbogen. Verletzungen und Auffälligkeiten sollten fotografisch in der Übersicht und als Nahaufnahme mit Maßstab festgehalten werden. Die Genitaluntersuchung bei Mädchen wird am besten in der sogenannten „Froschposition" (in Rückenlage oder halb liegend auf dem Schoß der Begleitperson) und ergänzend in Knie-Ellbogen-Lage durchgeführt. Zur Darstellung des Scheideneinganges und des Hymens werden die großen Labien mit leichtem Zug nach lateral und vorsichtigem Zug zwischen Daumen und Zeigefinger nach außen und unten gezogen. Der Anus wird in Seitenlage untersucht. Für die spurenkundliche Asservierung sollte auf die Vorgaben der bearbeitenden Institute bzw. Abteilungen geachtet werden.

2.13 Traumafokussierte Psychotherapie

L12 Leitlinie 12: Traumafokussierte Psychotherapie

- *Therapie nach Indikation und störungsspezifisch durchführen:* Die Auswahl der geeigneten therapeutischen Methoden richtet sich nach dem diagnostizierten Störungsbild.
- *Das am wenigsten eingreifende Behandlungssetting wählen:* Ambulante psychotherapeutische Interventionen sind in der Regel ausreichend. Stationäre Therapien sind nur bei akuter Selbstgefährdung oder schwerster, durch andere supportive Interventionen nicht zu kompensierender Funktionsbeeinträchtigung angezeigt.
- *So früh wie möglich intervenieren:* Akuten Belastungssymptomen in den ersten Tagen und Wochen nach einem Missbrauch sollte mit supportiven Interventionen, wie z. B. intensiver Psychoedukation oder Vermittlung von Stressbewältigungsstrategien, begegnet werden. Debriefing, also ein unmittelbares gemeinsames Durchgehen der Missbrauchssituation, sollte in den ersten Tagen nach einem Missbrauch unterbleiben. Bei länger als vier Wochen persistierenden klinisch relevanten Stresssymptomen sollte eine traumafokussierte therapeutische Intervention eingeleitet werden, um rasch eine wirksame Entlastung zu erreichen und einer Chronifizierung der Störung vorzubeugen.
- *Traumafokussiert vorgehen:* Die schrittweise emotionale und kognitive Bewältigung des Missbrauchs erfordert die Thematisierung des Missbrauchs und eine graduierte Konfrontation mit den traumatischen Erinnerungen.
- *Symptommonitoring durchführen:* Der Symptomverlauf sollte während der Therapie systematisch z. B. durch regelmäßige standardisierte Befragung mittels einer Symptomcheckliste beobachtet werden. Ist nach zwei Monaten keine Remission zu verzeichnen, ist die Therapieplanung zu revidieren. Bei ausreichender Symptomremission ist eine Rückfallprophylaxe durchzuführen, und die Therapie sollte beendet werden.
- *Komorbide psychische Störungen sukzessive adressieren:* Auch bei Vorliegen komorbider Störungen wie z. B. Depressionen, Angststörungen oder Substanzmissbrauch sollte eine PTBS primär mit traumafokussierter Psychotherapie behandelt werden, denn mit einer Reduktion posttraumatischer Stresssymptome ist auch ein signifikanter Rückgang komorbider Symptome zu erwarten. Persistieren die komorbiden Störungen nach einer traumafokussierten Therapiephase, sollten diese in sukzessive und störungsspezifisch in einer zweiten Therapiephase adressiert werden.
- *Therapie bei stabiler Remission nach Rückfallprophylaxe abschließen:* In der Regel reicht eine traumafokussierte Kurzzeitpsychotherapie mit 8 bis 25 Sitzungen aus, um eine nachhaltige Symptomremission zu erreichen und vor Therapieende eine Rückfallprophylaxe durchzuführen.

Langfristige Normalisierung der Entwicklung als Ziel

Aufgrund der Vielfalt und Komplexität möglicher Missbrauchsfolgen ist eine individuelle Anpassung der Interventionen notwendig. Die langfristige Normalisierung der Entwicklung des betroffenen Kindes bzw. Jugendlichen und die Wiederherstellung bzw. Besserung seines Wohlbefindens bleibt ultimatives Therapieziel. Auch sollte die Prävention von typischen langfristigen psychosozialen Folgeproblemen nach sexuellem Missbrauch, wie z. B. Substanzkonsum oder Reviktimisierung, bei der Therapie berücksichtigt werden.

In der Therapie sexuell missbrauchter Kinder und Jugendlicher haben sich missbrauchsbezogene bzw. traumafokussierte Interventionen bewährt.

Grundsätzlich sollten evidenzbasierte Therapiestrategien gewählt werden. So konnte in mehreren Metaanalysen und systematischen Übersichtsarbeiten gezeigt werden, dass traumafokussierte Psychotherapie bei sexuell missbrauchten Kindern und Jugendlichen mit PTBS anderen nicht traumafokussierten therapeutischen Interventionen überlegen ist. Das gesamte Spektrum möglicher psychischer Missbrauchsfolgen, wie z. B. eine depressive Symptomatik, andere Angstsymptome, oder externalisierende Symptome in Verbindung mit emotionaler Dysregulation, kann durch eine traumafokussierte Psychotherapie ebenfalls effektiv und nachhaltig reduziert werden. Therapeutische Interventionen sind also besonders wirksam, wenn der sexuelle Missbrauch dabei thematisiert wird. Die schrittweise emotionale und kognitive Verarbeitung des Missbrauchs sollte daher im Rahmen therapeutischer Interventionen im Vordergrund stehen, auch und gerade dann, wenn neben einer posttraumatischen Belastungssymptomatik andere Symptome oder Problembereiche vorliegen. Die allen empirisch bewährten Therapiemanualen gemeinsamen Behandlungskomponenten und klinischen Techniken sollten flexibel je nach Vorgeschichte, Problemkonstellation und Umständen des Einzelfalls eingesetzt werden.

Für eine geschlechtsspezifische Wirkung von traumafokussierter Psychotherapie, etwa in Abhängigkeit vom Geschlecht des Patienten oder des Täters, gibt es keine empirische Basis. Die Präferenz von Patientinnen und Patienten für ein bestimmtes Geschlecht des Therapeuten sollte möglichst offen vor Beginn der Therapie erörtert und vor dem Hintergrund der individuellen Traumaerlebnisse geklärt werden. Traumatypspezifische Vermeidungsmuster der Patientinnen und Patienten sind dabei in Betracht zu ziehen.

Abstinenzgebot

Die Absolutheit der einschlägigen und im Berufsrecht festgelegten Abstinenzregeln für Psychotherapeutinnen und Psychotherapeuten ist bei der Behandlung von sexuell missbrauchten Kindern und Jugendlichen von herausragender Bedeutung. Behandelnde müssen bei sexuell missbrauchten Patienten mit distanzlosem, evtl. sexuellem Verhalten auch im Therapiesetting rechnen und daher besonders aufmerksam und konsequent mögliche Grenzüberschreitungen in der Therapie vermeiden.

Es ist kontraproduktiv, ein betroffenes Kind oder Jugendlichen mit gelungener Bewältigung des Missbrauchs und ohne klinisch relevante Symptome weiter zu behandeln. Mit einer stabilen Remission der Symptomatik sollte die Therapie beendet werden, auch um den Betroffenen nicht weitere Belastungen einer unnötigen prolongierten „Aufarbeitung" des Missbrauchs zuzumuten. Es ist von zentraler Bedeutung auch für die Wiederherstellung der Selbstwirksamkeit und des Sicherheitsgefühls, die vorhandenen oder wiedererlangten Ressourcen der Betroffenen zu betonen und eine langfristige Abhängigkeit von therapeutischen Interventionen zu vermeiden.

2.14 Komponenten traumafokussierte Psychotherapie

L13 Leitlinie 13: Komponenten traumafokussierter Psychotherapie

Das Akronym *PRACTICE* aus dem Therapiemanual der traumafokussierten Kognitiven Verhaltenstherapie* gibt eine Übersicht der aufeinander aufbauenden Therapiekomponenten (vgl. Cohen, Mannarino & Deblinger, 2009b):

P: *Psychoedukation* erfolgt ausführlich zu sexuellem Missbrauch, Missbrauchsfolgen und zur Therapie; supportive *Elternfertigkeiten* werden eingeübt.

R: *Relaxation:* Eine individuell passende Methode des Entspannungstrainings wird eingeübt.

A: *Affektregulation:* Wahrnehmung und Modulation von Affekten werden trainiert.

C: *Kognitive Umstrukturierung* kognitive Strategien unter Nutzung des Zusammenhangs Gedanken-Gefühle-Verhalten werden eingeübt.

T: *Traumanarrativ:* Patient und Therapeut rekonstruieren gemeinsam die individuelle Missbrauchsgeschichte (z.B. als schriftliches Narrativ) zur gezielten graduierten Exposition mit missbrauchsbezogenen Erinnerungen und Stressauslösern sowie zur Korrektur dysfunktionaler missbrauchsbezogener Gedanken.

I: *In-vivo-Exposition* mit missbrauchsbezogenen Schlüsselreizen (falls erforderlich).

C: *Gemeinsames* („conjoint") *Traumanarrativ:* Nicht missbrauchende Bezugsperson und Patient gehen unter therapeutischer Anleitung gemeinsam das Traumanarrativ durch und fördern damit die gemeinsame Bewältigung des Missbrauchs.

E: Verbesserung künftiger *Entwicklung* und *Sicherheit:* Die Erarbeitung und Einübung von Sicherheitsstrategien zur Vermeidung künftiger Reviktimisierung, die Planung von Maßnahmen der Rückfallprophylaxe und Anregungen für die weitere Normalisierung der Entwicklung des von Missbrauch betroffenen Kindes oder Jugendlichen bereiten den Patienten und die Familie auf die eigenständige weitere Bewältigung des Missbrauchs nach Therapieende vor.

* Andere traumafokussierte Interventionsmanuale enthalten ebenfalls Psychoedukation, Entspannung und andere Stressbewältigungsstrategien, graduierte Exposition bzw. Konfrontation mit den traumatischen Erinnerungen sowie kognitive Umstrukturierung.

Aufgrund von Metaanalysen und zusammenfassenden Auswertungen von Therapiestudien mit traumatisierten Kindern und Jugendlichen lassen sich gemeinsame Wirkkomponenten von Therapieprogrammen und empirisch bewährte therapeutische Interventionstechniken identifizieren, die in der Therapie von klinisch auffälligen Kindern und Jugendlichen mit Missbrauchserfahrungen eingesetzt werden sollten (vgl. auch Band 12 zu PTBS in der Leitfaden-Reihe; Steil & Rosner, 2009). Generell ist zu berücksichtigen, dass traumafokussierte Psychotherapien den rein supportiven, nicht traumafokussierten Psychotherapien überlegen sind.

Psychoedukation

Basis einer Traumatherapie mit Kindern und Jugendlichen ist eine umfassende, dem Entwicklungsstand der Betroffenen angepasste Psychoedukation. Dabei werden die Betroffenen über die Definition und mögliche Folgen sexuellen Missbrauchs aufgeklärt, wobei eine Individualisierung der Aufklärung unter Berücksichtigung von Missbrauchstyp und Symptomatik vorgenommen werden sollte. Damit werden eine unmittelbare Entlastung der Betroffenen und eine Normalisierung der individuellen Symptomatik als Reaktion auf ein belastendes Ereignis angestrebt. Weiterhin umfasst die Psychoedukation die Information über die bevorstehende Therapie und ihre Methoden und Zielsetzung. Damit wird ein Konsens über die Ausrichtung der Therapie und eine gute Therapiemotivation angestrebt. In die Psychoedukation sollen, wie in der Kinder- und Jugendlichenpsychotherapie üblich, die erwachsenen Bezugspersonen einbezogen werden, zumal sich empirisch gezeigt hat, dass die Beteiligung nicht missbrauchender Eltern an der Traumatherapie von Kindern und Jugendlichen die Therapieeffekte verstärkt.

Die Stresssymptomatik der betroffenen Kinder und Jugendlichen erfordert die Einführung möglichst unmittelbar wirksamer affektiver und kognitiver Bewältigungsstrategien, wie z. B. das Erlernen von Entspannungstechniken oder die Einführung korrigierender kognitiver Selbstinstruktionen.

Elternfertigkeiten

Eltern bzw. andere beteiligte Bezugspersonen sollen in ihren Erziehungsfertigkeiten unterstützt werden und ihr Kind bei der Umsetzung von in der Therapie gelernten Techniken und Strategien im Alltag unterstützen. Auch Eltern bzw. Bezugspersonen profitieren vom Erlernen entsprechender Bewältigungsstrategien, was wiederum den betroffenen Kindern und Jugendlichen zugutekommt und der Eskalation von Stressreaktionen im häuslichen Umfeld entgegenwirkt. Nicht missbrauchende Eltern haben häufig eigene Stressreaktionen sowie Schuld- und Schamgefühle, weil sie den Missbrauch nicht verhindert haben. Daher ist es von essenzieller Bedeutung für die Bewältigung des Missbrauchs, dass diese Eltern lernen, eine aktive und adaptive Rolle in der Unterstützung des Kindes während und nach der Traumatherapie wahrzunehmen.

Kernstück der traumafokussierten Therapie

Zentrale Wirkkomponente aller als besonders wirksam evaluierten Traumatherapieprogramme für Kinder und Jugendliche nach sexuellem Missbrauch ist die schrittweise Konfrontation mit den belastenden Erinnerungen und mit den weiterhin realiter vorhandenen Auslösereizen. Ziel dieser graduierten Exposition ist analog der Behandlung von Angststörungen zunächst die Steigerung der Toleranz für die traumatischen Erinnerungen im Sinne einer Habituation durch Erkennen der Ungefährlichkeit von Erinnerungen, und durch Unterscheidung zwischen begründeten und unbegründeten Angstreaktionen. Das Diskriminationslernen soll helfen, gefährliche von ungefährlichen Reizen zu unterscheiden. Bei konkreten Auslösern posttraumatischer Stressreaktionen im Alltag ist ggf. eine In-vivo-Exposition nötig, bei trennungsängstlichen Kindern ebenso. Weiterhin sollen mit der Rekonstruktion der traumatischen Erinnerungen und Kognitionen z. B. mittels eines Traumanarrativs mögliche dysfunktionale Gedanken der Betroffenen und ihrer Bezugspersonen erkannt und einer Korrektur zugänglich gemacht werden. So werden mit der Konfrontationsphase die weitgehende Habituation an die traumatischen Erinnerungen, der Abbau dysfunktionaler Vermeidungsstrategien sowie eine konstruktive Neubewertung des Geschehenen gefördert, verbunden mit der Möglichkeit, die Missbrauchserlebnisse besser abzuschließen und sich nun wieder sicherer zu fühlen.

Der therapeutisch begleitete Aufbau konkreter kognitiver und Verhaltensstrategien im Sinne eines Sicherheitsplans ist zu empfehlen, um Reviktimisierungen zu vermeiden und um Strategien zur Wahrung der sexuellen Selbstbestimmung zu stärken. In den Sicherheitsplan sind die nicht misshandelnden Bezugspersonen bei Bedarf einzubeziehen. Solche Sicherheitsstrategien sind bereits zu Beginn der Therapie, also noch vor der Konfrontationsphase, durchzuführen, wenn es im Einzelfall gewichtige Sicherheitsbedenken wie z. B. Hinweise auf eine Gefährdung oder Selbstgefährdung der Patienten gibt. Vor allem bei der unvermeidlichen Konfrontation mit dem Täter, z. B. im Rahmen eines Gerichtsverfahrens, in dem die Betroffenen als Opferzeuginnen bzw. -zeugen aussagen, oder bei in der Nachbarschaft wohnenden Tätern sind geeignete Strategien zur Selbstbehauptung und Distanzierung einzuüben. Hier können Rollenspiele und nach Hause mitgegebene Sicherheitspläne hilfreich sein.

Auch bei suizidalem und nicht suizidalem selbstverletzendem Verhalten sind die Einübung von funktionaler Stressbewältigung sowie die Erarbeitung von Sicherheitsplänen zu empfehlen. Hierzu sei auf den Leitfaden-Band 19 zu selbstverletzendem Verhalten (In-Albon, Plener, Brunner & Kaess, 2015) verwiesen.

Komorbide Störungen

Komorbide emotionale und Verhaltensauffälligkeiten werden im Verlauf einer traumafokussierten Therapie häufig gebessert, sollten allerdings bei Persistieren durch entsprechende störungsspezifische Interventionen direkt adressiert werden. So können z. B. externalisierende Symptome durch Kontingenzmanagement und Eltern- oder Erziehertraining wirksam abgebaut werden, während die häufige depressive Komorbidität durch die Korrektur dysfunktionaler Gedanken und durch Aktivierungsmaßnahmen angegangen werden kann. Für Jugendliche mit emotionaler Instabilität stehen Therapieprogramme, wie z. B. die dialektisch-behaviorale Therapie, zur Verfügung (Fleischhaker, Sixt & Schulz, 2011).

Hilfreiche Materialien:

- Buch *„Traumafokussierte Kognitive Verhaltenstherapie bei Kindern und Jugendlichen* (Cohen, Mannarino & Deblinger, 2009a) plus zusätzliches kostenloses E-Learning-Programm (https://tfcbt.musc.edu/);
- Buch *„Traumatherapie bei Kindern und Jugendlichen“* (Landolt & Hensel, 2012);
- Buch *„Posttraumatische Belastungsstörung“* (Steil & Rosner, 2009);
- Buch *„Selbstverletztendes Verhalten“* (In-Albon, Plener, Brunner & Kaess, 2015);
- Buch *„DBT-A: Dialektisch-behaviorale Therapie für Jugendliche“* (Fleischhaker, Sixt & Schulz, 2011).

2.15 Stellenwert psychopharmakologischer Interventionen bei Missbrauchsfolgestörungen

L14 **Leitlinie 14: Stellenwert psychopharmakologischer Interventionen bei Missbrauchsfolgestörungen**

- *Bei PTBS vorrangig psychotherapeutisch intervenieren:* Die Behandlungsform erster Wahl bei PTBS ist traumafokussierte Psychotherapie. Es gibt bisher keine ausreichende Evidenz für die Wirksamkeit psychopharmakologischer Therapie oder einer Kombination von Psychotherapie und Pharmakotherapie bei Kindern und Jugendlichen mit PTBS.
- *Indikation für Medikamente störungsspezifisch vornehmen:* Andere Missbrauchsfolgestörungen, wie z. B. depressive Störungen, sollten leitlinienkonform, bei mittelgradiger bis schwerer Ausprägung auch mit einer Kombination von Psychotherapie und Psychopharmakotherapie behandelt werden. Dies gilt auch bei Vorliegen einer PTBS und komorbider Störungen, bei denen nach den einschlägigen Behandlungsleitlinien auch die Kombination von Psychotherapie und Psychopharmakotherapie in Betracht kommt.
- *Sedierung und Tranquilizer obsolet:* Sedativa oder Benzodiazepine sollten bei Belastungssymptomen infolge von sexuellem Missbrauch nur im Ausnahmefall und auch nur kurzfristig eingesetzt werden, z. B. bei akut exazerbierenden, schweren und stark beeinträchtigenden Stresssymptomen oder extremen Schlafstörungen, wenn psychotherapeutische Interventionen nicht wirksam sind oder (noch) nicht zur Verfügung stehen.
- *Bei laufender Medikation interdisziplinär abgestimmten Behandlungsplan erarbeiten:* Kinder- und Jugendlichenpsychotherapeuten und Ärzte sollten sich in der Behandlung von Patienten mit Missbrauchsfolgestörungen gegenseitig abstimmen und einen gemeinsamen Behandlungsplan verfolgen, insbesondere wenn eine psychopharmakologische Intervention erfolgt oder erfolgen soll.

Pharmakologische Evidenz bei PTBS

Psychopharmakologische Interventionen sind bei PTBS nicht wirksam, sie sind daher vor allem bei komorbider, z. B. schwerer depressiver Symptomatik, oder externalisierender Symptomatik (ADHS) indiziert. Neuere Studien mit Erwachsenen suggerieren einen Augmentationseffekt von Cortison bei traumafokussierter Psychotherapie, diese Befunde sind jedoch bisher bei Kindern und Jugendlichen noch nicht repliziert worden. Daher ist von einer medikamentösen Behandlung von Kindern und Jugendlichen mit PTBS nach sexuellem Missbrauch prinzipiell abzuraten. Die Behandlung akuter Stresssymptome mit Tranquilizern sollte wegen des Suchtpotenzials dieser Wirkstoffe auf kurze Zeit und auf Fälle mit massiver akuter Stresssymptomatik begrenzt werden. Auch die Verabreichung von sedierenden Psychopharmaka, etwa zur Behandlung von Schlafstörungen, sollte mit großer Zurückhaltung erfolgen und nur in der Wartezeit auf eine Psychotherapie oder bei komorbider affektiver Störung in Betracht gezogen werden, zumal das Ansprechen auf eine Psychotherapie besser bei einer Monotherapie beurteilt werden kann.

2.16 Evaluation von Interventionen

L15 | Leitlinie 15: Evaluation von Interventionen

- *Effekte der jeweiligen Intervention evaluieren:* Jede Intervention sollte im Hinblick auf ihre Wirksamkeit und auf mögliche unerwünschte Ergebnisse überprüft werden. Bei unzureichender Wirkung sollte der Therapie- und Hilfeplan revidiert werden.
- *Abbrechern nachgehen:* Aufgrund von Verdunkelungsabsichten der Beschuldigten, oder wegen Vermeidungstendenzen der Betroffenen sollte auf Diagnostik- oder Therapieabbrüche durch aktives Nachfassen reagiert werden. So sollte auf das Wegbleiben von vereinbarten Wiedervorstellungsterminen mit aktiver Kontaktaufnahme mit den Betroffenen reagiert werden. Bei gewichtigen Hinweisen auf eine Kindeswohlgefährdung ist die Einbeziehung des Jugendamts abzuwägen (vgl. Leitlinie 7).
- *Wiedervorstellungen zur Evaluation von Spätfolgen einplanen:* Sind Betroffene klinisch unauffällig oder durch eine geeignete Intervention ausreichend stabilisiert und frei von Belastungssymptomen, empfiehlt sich zur Abschätzung von möglichen Spätfolgen eine systematische Katamnese im längeren Abstand (6 bis 12 Monate).

Entsprechend den allgemeinen Grundsätzen psychosozialer bzw. psychotherapeutischer Interventionen sollten jegliche Effekte überprüft werden, wobei neben den erwünschten Effekten auch unerwünschte Wirkungen oder Komplikationen zu erfassen sind. Entsprechend der Hierarchie der Interventionsziele sollten vorrangig kinderschutzrelevante Ziele evaluiert werden, anschließend therapeutische Interventionsziele im Sinne der Symptomremission, und schließlich allgemeine Ziele bei der weitergehenden Hilfeplanung, wie z. B. die Förderung weiterer Entwicklung. Geht es um Sicherheit des betroffenen Kindes oder Jugendlichen vor weiterem Missbrauch, ist die Zielerreichung in Kooperation mit den hierfür zuständigen Stellen zu bewerten. Die Symptomatik sollte im Therapieverlauf in regelmäßigen Intervallen mittels standardisierter Instrumente, wie z. B. Screening-Fragebögen, erfasst werden, um bei Bedarf den Therapieplan an noch bestehende Symptome anzupassen. Bei unerwünschten Effekten einer Intervention oder bei ausbleibendem Therapieerfolg sollte auf eine alternative Interventionsstrategie umgestellt werden.

Umgang mit Therapieabbruch

Besonders kritisch sind Situationen, wenn Patienten noch im Rahmen der diagnostischen Abklärung oder im Verlauf einer Therapie nicht weiter zu Folgeterminen erscheinen, obwohl gewichtige Anhaltspunkte für einen Missbrauch und/oder für Belastungssymptome infolge eines Missbrauchs bestehen. Solche Abbrüche können im Zusammenhang mit Verdunkelungsabsichten der Beschuldigten und mit entsprechenden Ambivalenzen bei den Betroffenen oder ihrer nicht missbrauchenden Bezugspersonen hinsichtlich einer Bearbeitung des Missbrauchs stehen, oder sie können mit den typischen Vermeidungstendenzen hinsichtlich der Erinnerungen an den Missbrauch stehen. Es empfiehlt sich daher, in der initialen Psychoedukation auf solche typischen Schwierigkeiten präventiv hinzuweisen und den Betroffenen bei gewichtigen Anhaltspunkten auf einen Missbrauch nachzugehen, bzw. eine Fachberatung in Anspruch zu nehmen und das zuständige Jugendamt zu beteiligen.

Generell ist eine sorgfältige Diagnostik und bei Bedarf die Frühintervention der Königsweg zu einem möglichst guten Ergebnis, und einer Pathologisierung von Betroffenen ist im Rahmen der Psychoedukation unbedingt zu begegnen. Dennoch sollte bei Abschluss der Intervention darauf hinzugewiesen werden, dass in einigen Fälle Spätfolgen nach sexuellem Missbrauch bis ins Erwachsenenalter auftreten können, z. B. wenn ein sexuell missbrauchtes Kind in der Adoleszenz erstmals normale sexuelle Erfahrungen macht und dabei belastende Erinnerungen an den Missbrauch erneut mobilisiert werden. Es empfiehlt sich, zur Verlaufskontrolle eine Wiedervorstellung in längerem Abstand (6 bis 12 Monate) zu vereinbaren.

2.17 Interventionen mit minderjährigen Tätern und Täterinnen

L16 | Leitlinie 16: Interventionen mit minderjährigen Tätern und Täterinnen

- *Differenzierte Diagnostik mit besonderer Berücksichtigung der kriminogenen Faktoren:* Insbesondere eine Erfassung von psychopathologischen Auffälligkeiten, die die Störung der Impulskontrolle, der sozialen Integrationsfähigkeit sowie Störungen der Sexualpräferenz betreffen, ist zentral.
- *Kognitiv-behaviorale Therapieverfahren und multisystemische Therapie haben aktuell die beste Evidenzlage:* Wichtige Elemente der Therapie sind Psychoedukation, Training sozialer Kompetenzen und Stress- und Ärgermanagement.
- *Schwerpunkte der Therapie sollten die Bearbeitung von devianten sexuellen Kognitionen und dissozialen Verhaltensweisen sowie die soziale Integration sein:* Der Schwerpunkt der Behandlung richtet sich dabei nach den vorliegenden psychopathologischen Auffälligkeiten. Bedeutsam ist vor allem das Schaffen eines fördernden und strukturierten sozialen Umfeldes.
- *Einbeziehung der Eltern bzw. der Bezugspersonen in die Behandlung:* Die Bezugspersonen sollen Kinder und Jugendliche beim Transfer der Therapieinhalte in den Alltag und bei der Gestaltung eines angemessenen sozialen Umfeldes unterstützen.

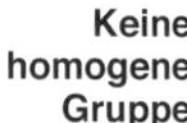

Kinder und Jugendliche mit sexuell übergriffigem Verhalten stellen eine heterogene Gruppe dar. Das sexuell aggressive Verhalten kann sowohl Teil eines allgemein dissozialen Verhaltens sein, im Rahmen von Intelligenzminderungen oder psychotischen Störungen auftreten, Ausdruck einer emotionalen Störung oder sozialen Defiziten oder tatsächlich Folge einer Störung der Sexualpräferenz oder psychosexuellen Entwicklungsstörung sein. Die Planung des weiteren therapeutischen Vorgehens erfordert daher die Einbettung des sexuell übergriffigen Verhaltens in die gesamte psychopathologische Entwicklung des Kindes und Jugendlichen. Die dem sexuell übergriffigen Verhalten zugrunde liegenden Störungen sollten primär und leitliniengerecht behandelt werden.

Eignung kognitiv-behavioraler Therapien

Bei der Behandlung des sexuell aggressiven Verhaltens haben sich zum jetzigen Zeitpunkt vor allem kognitiv-behaviorale Therapien als erfolgreich erwiesen. Hierbei sollten, orientiert an den Bedürfnissen des Täters, vor allem neben psychoedukativen Elementen soziales Kompetenztraining und Stress- und Ärgermanagement (Emotionsregulation) im Mittelpunkt stehen. Eine wichtige Ergänzung stellen Elemente der Rückfallprophylaxe (relapse-prevention) dar, bei der es beispielsweise um die Identifikation und Vermeidung von Situationen geht, die mit einer Erhöhung des Risikos für erneut sexuell aggressives Verhalten einhergehen. Bei der Auseinandersetzung mit devianten sexuellen Kognitionen geht es vor allen Dingen darum, diese nicht in Handlung umzusetzen. Die Multisystemische Therapie ergänzt kognitiv-behaviorale Techniken um eine intensive Arbeit mit dem familiären Umfeld. So soll die Kommunikation innerhalb der Familie verbessert, aber auch die elterliche Aufsicht und die Integration in nicht delinquente Gruppen gestärkt werden.

Auch in der Arbeit mit minderjährigen Tätern ist eine Behandlung insbesondere dann vielversprechend, wenn es gelingt, das soziale Umfeld bzw. die Eltern in die Behandlung mit einzubeziehen.

3 Verfahren zum Erkennen von Missbrauch, zur Diagnostik und Therapie bzw. der Linderung von Missbrauchsfolgen

3.1 Verfahren zur Diagnostik

3.1.1 Methoden des Trauma-Screenings

Wie im Rahmen der Leitlinie 2 zum systematischen Trauma- und Belastungsscreening empfohlen, sollte im klinischen Kontext für jedes Kind und jeden Jugendlichen eine aktive, systematische Erhebung der Traumaanamnese erfolgen. Zu diesem Zweck stehen verschiedene Fragebögen zur Verfügung, die auch eine übersichtliche Struktur für halbstandardisierte Interviews bieten können. Diese Fragebögen enthalten zunächst eine Liste potenziell traumatischer Ereignisse, welche über interpersonelle Traumata (physische Gewalt, sexueller Missbrauch, häusliche Gewalt und Vernachlässigung) hinaus auch Unfälle, Krieg und Naturkatastrophen umfassen. Beim Erfra-

Tabelle 3: Übersicht von Screening-Fragebögen

Erfasste Bereiche	Fragebogen	Altersbereich in Jahren	Bezugsquelle
Traumatische Erlebnisse und darauf bezogene PTBS-Symptome	UCLA PTSD Reaction Index (Steinberg et al., 2004; dt. Version: Oswald et al., 2011)	Kinderversion: 7–12 Jahre Jugendlichenversion: 13–18 Jahre Elternversion: 7–18 Jahre	www.uniklinik-ulm.de
	Essener Trauma-Inventar für Kinder und Jugendliche (ETI-KJ; Tagay et al., 2011; Tagay et al., in Vorb.)	12–17 Jahre	www.testzentrale.de
	Child and Adolescent Trauma Screening Questionnaire (CATS; Berliner & Goldbeck, 2014)	Selbstauskunft: 7–17 Jahre Bezugspersonenauskunft: 3–6 Jahre bzw. 7–17 Jahre	vgl. M04, S. 95 ff.
	Diagnose-Checkliste für Trauma- und Belastungsbezogene Störungen (DCL-TBS; FBB-TBS, SBB-TBS; Döpfner & Görtz-Dorten, 2016)	Selbstauskunft: 11–18 Jahre Bezugspersonenauskunft: 7–17 Jahre	www.testzentrale.de
PTBS-Symptome	Children's Revised Impact of Event Scale (CRIES; Perrin et al., 2005)	ab 8 Jahre	http://www.childrenandwar.org/measures
	Trauma-Screening-Fragebogen für Kinder (TSK-10; Kenardy et al., 2006, dt. Übersetzung Goldbeck & Besier, 2007)	6–16 Jahre	Bezug über Lutz.goldbeck@uniklinik-ulm.de möglich

gen möglicher emotionaler Symptome sowie Verhaltenssymptome sollte man sich des Weiteren nicht lediglich auf posttraumatische Stresssymptome versteifen, um dem in Kapitel 1 dargestellten Spektrum an möglichen Traumafolgestörungen gerecht zu werden. Um ergänzend Informationen über aktuelle allgemeine Verhaltens- und emotionale Probleme einzuholen, bietet es sich an Breitbandverfahren, welche verschiedene internalisierende und externalisierende Problembereiche erfassen, einzusetzen (vgl. hierzu Band 2 der Reihe zur Diagnostik psychischer Störungen von Döpfner & Petermann, 2012).

In Tabelle 3 werden exemplarisch geeignete Screening-Fragebögen aufgelistet, welche für eine erste Exploration geeignet sind, wobei kein Anspruch auf Vollständigkeit dieser Liste erhoben wird. Die Verfahren werden im Anschluss jeweils kurz beschrieben. Alle hier aufgeführten Instrumente sind als Hilfsmittel zum ersten Screening zu verstehen und ersetzen keine genauere Exploration der im Fragebogen berichteten potenziell traumatischen Erlebnisse mit dem Kind.

University of California at Los Angeles Posttraumatic Stress Disorder Reaction Index

Der von der Arbeitsgruppe Psychotraumatologie KJP Ulm ins Deutsche übersetzte University of California at Los Angeles Posttraumatic Stress Disorder Reaction Index (UCLA-PTSD-RI; Steinberg et al., 2004) wurde bisher vor allem in der Forschung verwendet und ist an den diagnostischen Kriterien für eine PTBS nach DSM-IV-TR angelehnt. Der erste Teil besteht aus einer Liste potenziell traumatischer Ereignisse. Bejahen die Kinder/Jugendlichen oder ihre Bezugsperson mindestens eines dieser Erlebnisse, werden sie gebeten, darauf bezogene posttraumatische Stresssymptome nach ihrer Auftretenshäufigkeit im vergangenen Monat auf einer fünfstufigen Likert-Skala einzuschätzen. Der aus den Antworten auf die 20 Symptomfragen errechnete Summenscore erlaubt eine Einteilung der posttraumatischen Stresssymptomatik in *unauffällig*, *grenzwertig* sowie *auffällig*. Weiterhin ermöglicht die Zuordnung der Fragen zu den drei Symptomclustern der PTBS Hinweise auf das Vorliegen einer PTBS nach den Kriterien des DSM-IV bzw. der ICD-10.

Child and Adolescent Trauma Screening Questionnaire

Die drei Versionen des Child and Adolescent Trauma Screening Questionnaire (CATS; Berliner & Goldbeck, 2014) basieren auf den aktuellen diagnostischen Kriterien für PTBS nach DSM-5. Es liegt eine Version zur Selbstbeurteilung der Kinder und Jugendlichen (7 bis 17 Jahre) vor, zudem gibt es Versionen zur Fremdbeurteilung für Vorschulkinder (3 bis 6 Jahre) und für Grundschulkinder/Jugendliche (7 bis 17 Jahre). Analog zum Aufbau des UCLA-PTSD-RI werden zunächst potenziell traumatische Ereignisse erfragt (A-Kriterium einer PTBS). Anschließend sollen darauf bezogene posttraumatische Stresssymptome nach ihrer Auftretenshäufigkeit in den vergangenen zwei Wochen sowie Beeinträchtigungen im sozialen Umfeld, innerhalb der Familie sowie in der Schule angegeben werden. Die Autoren empfehlen, bei der Version für Vorschulkinder einen Summenscoren ≥ 16 und für 7- bis 17-Jährige einen Summenscore ≥ 21 als Indikator für eine klinisch relevante posttraumatische Stresssymptomatik zu werten.

Diagnostiksystem für Trauma- und Belastungsbezogene Störungen

Die Diagnose-Checkliste für Trauma- und Belastungsbezogene Störungen (DCL-TBS; Döpfner & Görtz-Dorten, 2016) sowie der Fremdbeurteilungsbogen und der Selbstbeurteilungsbogen für Trauma- und Belastungsbezogene Störungen (FBB-TBS, SBB-TBS; Döpfner & Görtz-Dorten, 2016) bestehen jeweils aus zwei Teilen: Im ersten Teil werden zunächst potenziell traumatische Erlebnisse erfragt. Wird mindestens eines dieser Erlebnisse bejaht, werden im zweiten Teil darauf bezogene posttraumatische Stresssymptome erfragt. Es liegen die Symptomkriterien nach DSM-5 für die Diagnose der PTBS mit und ohne dissoziative Symptome, der akuten Belastungsstörung sowie die Kriterien der jeweils entsprechenden Diagnosen nach ICD-10 zugrunde.

Essener Trauma-Inventar für Kinder und Jugendliche

Das Essener Trauma-Inventar für Kinder und Jugendliche (ETI-KJ) ist ein Selbstbeurteilungsfragebogen zur Erfassung psychotraumatischer Ereignisse und posttraumatischer Symptome nach DSM-IV-TR, welcher mittlerweile in neun Sprachen vorliegt (Tagay et al., 2011; Tagay et al., in Vorb.). Es besteht aus zwei Teilen: Im ersten Teil werden zunächst potenziell traumatische Erlebnisse erfragt. Wird mindestens eines dieser Erlebnisse bejaht, werden im zweiten Teil darauf bezogene posttraumatische Stresssymptome erfragt. Peritraumatische Dissoziation wird durch sechs zusätzliche Items erfasst. Die Aufsummierung der Items der Bereiche Wiedererleben, Vermeidung und Übererregung erlaubt eine Einteilung der posttraumatischen Stresssymptomatik in unauffällig, grenzwertig sowie auffällig. Hinweise auf das Vorliegen einer akuten Belastungsstörung ergeben sich laut den Autoren, wenn die Items zu Intrusionen, Vermeidung, Hyperarousal und Dissoziation einen Mindestwert von 35 erreichen.

Children's Impact of Event Scale (CRIES)

Wurde die Traumaanamnese eines Kindes oder Jugendlichen bereits strukturiert erfasst, kann die Children's Impact of Event Scale (8) (CRIES; Perrin et al., 2005; unveröffentlichte dt. Übersetzung M. Simons, 2010) eingesetzt werden, um posttraumatische Stresssymptome zu explorieren. Unter http://www.childrenandwar.org/measures sind 23 Sprachversionen frei verfügbar.

Trauma-Screening-Fragebogen für Kinder

Der Trauma-Screening-Fragebogen für Kinder (TSK-10) ist ebenso wie die CRIES dazu geeignet, posttraumatische Stresssymptome zu explorieren, wenn die Traumaanamnese bereits vorliegt. Der Fragebogen enthält zehn dichotome Fragen zum Wiedererleben sowie zum Hyperarousal. Vermeidungsverhalten wird nicht erfasst, da die Autoren das Instrument kurz halten und inhaltlichen Verständnisproblemen vorbeugen wollten (Brewin et al., 2002).

3.1.2 Semi-strukturierte Interviews zur Diagnostik von Belastungsstörungen

Tabelle 4 liefert eine Übersicht über Interviewverfahren zur Diagnostik von Belastungsstörungen.

Tabelle 4: Übersicht über Interviewverfahren

Erfasster Bereich	Interview	Altersbereich in Jahren	Bezugsquelle
Akute Belastung (IBS-A-KJ) sowie Erfassung der PTBS (IBS-P-KJ).	Interviews zu Belastungsstörungen bei Kindern und Jugendlichen (IBS-KJ; Steil & Füchsel, 2006)	7–18 Jahre	www.testzentrale.de
DSM-5-Kriterien der PTBS sowie der akuten Belastungsstörung	Interviewleitfaden für Internale Störungen (ILF-INTERNAL; Döpfner & Görtz-Dorten, 2016)	vor oder ab 7 Jahre	www.testzentrale.de
Kriterien der PTBS	Semistrukturierte Interview und Beobachtungsbogen für Säuglinge und Kleinkinder (PTSDSSI; Scheeringa & Zeanah, 1994; dt. Übersetzung: Irblich & Hepton, 2006)	0–6 Jahre	Bezug über markus.landolt@kispi.uzh.ch möglich

Interviews zu Belastungsstörungen bei Kindern und Jugendlichen

Die Interviews zu Belastungsstörungen bei Kindern und Jugendlichen (IBS-KJ; Steil & Füchsel, 2006) umfassen zwei Interviews: zum einen zur Erfassung einer akuten Belastungsstörung (IBS-A-KJ) für den Zeitraum der ersten Wochen nach einem traumatischen Ereignis, zum anderen das Interview zur Erfassung der posttraumatischen Belastungsstörung (IBS-P-KJ). Das IBS-P-KJ ist die deutsche Version der Clinician-Administered PTSD Scale for Children and Adolescents, welche die PTBS-Kriterien nach DSM-IV-TR erfasst und für 7- bis 18-Jährige geeignet ist (Nader et al., 2002). Die Interviews beginnen mit der Erhebung der jeweiligen Traumaanamnese, wobei nach sexuellem Missbrauch mit und ohne Berührung gefragt wird.

Interviewleitfaden für Internale Störungen

Der Interviewleitfaden für Internale Störungen (ILF-INTERNAL; Döpfner & Görtz-Dorten, 2016) beinhaltet u. a. das Diagnostische Interview Traumatische Belastungsbezogene Störungen (TBS), anhand dessen die DSM-5-Kriterien der PTBS (mit und ohne dissoziative Symptome) sowie einer akuten Belastungsstörung exploriert werden können.

Semistrukturiertes Interview und Beobachtungsbogen für Säuglinge und Kleinkinder (Posttraumatic Stress Disorder Semi-Structured Interview and Observational Record)

Das Semistrukturierte Interview und Beobachtungsbogen für Säuglinge und Kleinkinder (PTSDSSI; Scheeringa & Zeanah, 1994) wurde entwickelt, um PTBS bei unter 6-jährigen Kindern nach DSM-IV-TR oder nach den von Scheeringa formulierten Alternativkriterien zu diagnostizieren. Dieses Interview soll mit der primären Bezugsperson des Kindes geführt werden und beinhaltet ebenfalls eine Liste potenziell traumatischer Ereignisse, welche u. a. sexuellen Missbrauch aufführt. Es liegt eine unpublizierte deutsche Übersetzung von Irblich und Hepton (2006) vor.

3.2 Verfahren zur Therapie

Ergeben sich in der Diagnostik Hinweise auf mehr als vier Wochen andauernde posttraumatische Stresssymptome, sind traumafokussierte therapeutische Interventionen angezeigt. Essenzielle Bausteine einer traumafokussierten Therapieform nach sexuellem Missbrauch sind Psychoedukation (zu posttraumatischen Stresssymptomen sowie zu sexuellem Missbrauch und Sexualität im Allgemeinen) und eine intensive Auseinandersetzung mit den Missbrauchserlebnissen (Exposition). Eine Übersicht über evidenzbasierte Verfahren gibt Tabelle 5.

Tabelle 5: Evidenzbasierte Verfahren zur Behandlung von Kindern und Jugendlichen mit Missbrauchserlebnissen

Indikation	Therapiemanual	Altersbereich
Traumatische Erlebnisse und darauf bezogene PTBS-Symptome	Traumafokussierte Kognitive Verhaltenstherapie (Tf-KVT; Cohen et al., 2009a, 2009b)	bis 17 Jahre
	Entwicklungsangepasste kognitive Verhaltenstherapie (E-KVT; Matulis, Resick, Rosner & Steil, 2014)	14–21 Jahre
	Prolongierte Exposition – „Prolonged Exposure Therapy for Adolescents“ (PE-A; Foa, Chrestman & Gilboa-Schechtman, 2009; dt. Version 2016)	13–18 Jahre

Im Folgenden werden die erwähnten Verfahren kurz beschrieben. Detailliertere Informationen zu evidenzbasierten traumaspezifischen Behandlungsformen finden sich ebenfalls im Band zur posttraumatischen Belastungsstörung, der in dieser Buchreihe erschienen ist (Steil & Rosner, 2009).

3.2.1 Traumafokussierte Kognitive Verhaltenstherapie

Die beste Evidenz für die Behandlung missbrauchter Kinder und Jugendlicher besteht, wie bereits in Kapitel 1 erwähnt, für die traumafokussierte Kognitive Verhaltenstherapie (Tf-KVT) nach Cohen et al. (2009b), wovon auch eine deutsche Übersetzung verfügbar ist (Cohen et al., 2009a). In einer jüngst abgeschlossenen multizentrischen kontrollierten Studie (Goldbeck et al., 2016) wurde die sehr gute Wirksamkeit dieses ambulant in 8 bis 20 Sitzungen durchzuführenden Therapieprogramms auch in einer Reihe von ambulanten klinischen Einrichtungen der Regelversorgung bestätigt. Die Tf-KVT ist ein modular aufgebautes Therapiekonzept, das die intensive Einbindung einer nicht missbrauchenden Bezugsperson vorsieht. Die regelmäßige Teilnahme der Bezugsperson an der Therapie ermöglicht einen guten Transfer der Therapieinhalte in den Alltag des Kindes bzw. des Jugendlichen sowie korrigierende Erfahrungen mit der Bezugsperson als unterstützender Person. Kernstück der Tf-KVT ist die Konfrontation mit den traumatischen Ereignissen im Rahmen des Erstellens eines Traumanarrativs. Dies kann auf jegliche kreative Art und Weise, beispielsweise in Form einer Geschichte, eines Comics oder eines Drehbuchs realisiert werden. Wichtig ist das Aufnehmen von Gedanken und Gefühlen des Kindes in der damaligen sowie der jetzigen Situation. Mithilfe des wiederholten Lesens oder Anschauens des Narrativs kann nun eine Habituation an das traumatische Ereignis erfolgen. Weiterhin werden dysfunktionale Kognitionen identifiziert und mithilfe kognitiver Verfahren aufgelöst. Ein „Bilanzkapitel", in dem das Kind seine jetzige Sicht auf das traumatische Ereignis sowie das Überwinden der Traumatisierung darlegt und somit Bilanz zieht, rundet das Traumanarrativ ab. Das Teilen des fertigen Narrativs mit der in die Therapie eingebundenen Bezugsperson während einer gemeinsamen Therapiesitzung ist ein wichtiger Schritt im Behandlungsverlauf, da es eine erneute Exposition, mit meist subjektiv wahrgenommener höherer Schwierigkeitsstufe, für die Patientinnen und Patienten darstellt sowie die Grundlage für eine gemeinsame Kommunikation über das traumatische Erlebnis zwischen Betroffenen und Bezugsperson auch nach Abschluss der Therapie legt.

3.2.2 Entwicklungsangepasste kognitive Verhaltenstherapie

Ein speziell auf Jugendliche und junge Erwachsene mit PTBS ausgerichtetes Therapieprogramm ist die Entwicklungsangepasste kognitive Verhaltenstherapie (E-KVT; Matulis, Resick, Rosner & Steil, 2014). Sie basiert auf der Cognitive Processing Therapy (Resick et al., 2008), einem therapeutischen Ansatz, dessen Wirksamkeit bei Erwachsenen bereits nachgewiesen werden konnte. In einer Pilotstudie zeigte auch bereits die neue entwicklungsangepasste Version erste Erfolge. Derzeit wird die Wirksamkeit dieser Therapie in einer multizentrischen kontrollierten Studie mit Jugendlichen, die sexuelle oder körperliche Gewalt erlebt haben, überprüft.

3.2.3 Prolongierte Exposition

Ein weiteres Verfahren, zur Behandlung traumatischer Belastungssymptomatik, ist die prolongierte Exposition. Für den Erwachsenenbereich gilt diese Methode als evidenzbasiert und wurde bereits ausgiebig in zahlreichen wissenschaftlichen Studien untersucht (Foa & Cahill, 2001). Mit ihrem Behandlungsmanual „Prolonged Exposure Therapy for Adolescents with PTSD (PE–A)" entwickelten Foa, Chrestman und Gilboa-Schechtman (2009) eine speziell an Jugendliche angepasste Version der prolongierten Exposition. In dieser soll laut der Entwickler mehr Nachdruck auf fallbedingter Flexibilität und Rückfallprävention liegen sowie mehr Rücksicht auf entwicklungsbedingte Sensitivitäten genommen werden. PE-A erwies sich in einer randomisierten kontrollierten Studie mit Jugendlichen und Heranwachsenden nach sexuellem Missbrauch der non-direktiven Psychotherapie gegenüber als überlegen (Foa et al., 2013). Die prolongierte Exposition ist ein modularisiertes Behandlungsverfahren mit kognitiv-verhaltensorientiertem Ansatz. Neben Psychoedukation zu posttraumatischen Stresssymptomen, Wirkweise und Ziel der Behandlung gilt die Auseinandersetzung mit den erlebten traumatischen Erfahrungen als essenzieller Bestandteil der Therapie. Durch eine systematische Konfrontation wird den Betroffenen ermöglicht, die traumatischen Erinnerungen emotional verarbeiten zu können. Auf diese Weise kann Habituation der Gefühlsreaktion eintreten, was schließlich zu einer Linderung der PTSB-Symptomatik führt. Die Konfrontation geschieht unter Anleitung der Therapeutin bzw. des Therapeuten, der zweierlei Techniken verwendet: Zum einen werden im Gespräch eine Reihe angstbehaftete, zu vermeidende aber objektiv sichere Situationen ermittelt, die in Verbindung mit dem Trauma stehen. Diesen Situationen setzten sich die Patientinnen und Patienten in In-vivo-Exposition solange aus, bis ihre Angst abklingt. Zum anderen wird innerhalb vorgesehener Gesprächssitzungen konkret und wiederholend über das erlebte traumatische Ereignis gesprochen. In der In-sensu-Exposition werden die Betroffenen dazu angeleitet, ihre traumatischen Erinnerungen zu verbalisieren, indem sie ihr schlimmstes Erlebnis schildern und bis zum Ende der Sitzung systematisch wiederholen. Die angefertigte Tonbandaufnahme dieses erstellten Narrativs soll täglich angehört werden, um eine emotionale Verarbeitung des Geschehnisses weiter zu erleichtern. Schließlich helfen Atemübungstechniken den Patientinnen und Patienten, Anspannung und Stress der In-vivo- und In-sensu-Exposition abzubauen. Im Rahmen von Hausaufgaben sollen sich die Betroffenen auch selbstständig zwischen den Sitzungen einer In-vivo-Exposition stellen. Am Ende der Therapie wird ein Abschlussprojekt, beispielsweise in Form einer Schreibaufgabe erstellt, in der die Betroffenen das Trauma, aber auch ihre Therapieerfolge protokollieren (Foa, Chrestman & Gilboa-Schechtman, 2009). Seit 2016 liegt eine deutsche Übersetzung des Manuals und der Therapiematerialien vor (Foa, Chrestman & Gilboa-Schechtman, 2016).

3.2.4 Anwendung weiterer störungsspezifischer Verfahren im Therapieverlauf

Bestehen nach der erfolgreich abgeschlossenen traumafokussierten Therapiephase noch weitere psychische Störungen oder Residualsymptome, wie beispielsweise eine depressive Symptomatik, Angststörungen oder eine Bindungsstörung, sollten entsprechende störungsspezifische Interventionen zur Anwendung kommen. Für die Vorgehensweise sowie Empfehlungen evidenzbasierter Verfahren bei der therapeutischen Behandlung dieser komorbiden psychischen Störungen verweisen wir auf die entsprechenden Bände dieser Reihe.

4 Materialien

Übersicht	
M01	Ablaufschema zum allgemeinen Vorgehen
M02	Exemplarischer Entscheidungsbaum: Vorgehen bei Hinweisen auf Kindeswohlgefährdung durch sexuellen Missbrauch, Vernachlässigung oder Misshandlung
M03	Checkliste (potenzieller) Traumata
M04	Child and Adolescent Trauma Screening Questionnaire (CATS)
M05	Hilfreiche Links
M06	Regionales Hilfesystem – Erstellen einer Kontaktliste
M07	Leitfragen für Psychoedukation zu sexuellem Missbrauch (Kinder, Jugendliche, Eltern/Bezugspersonen)

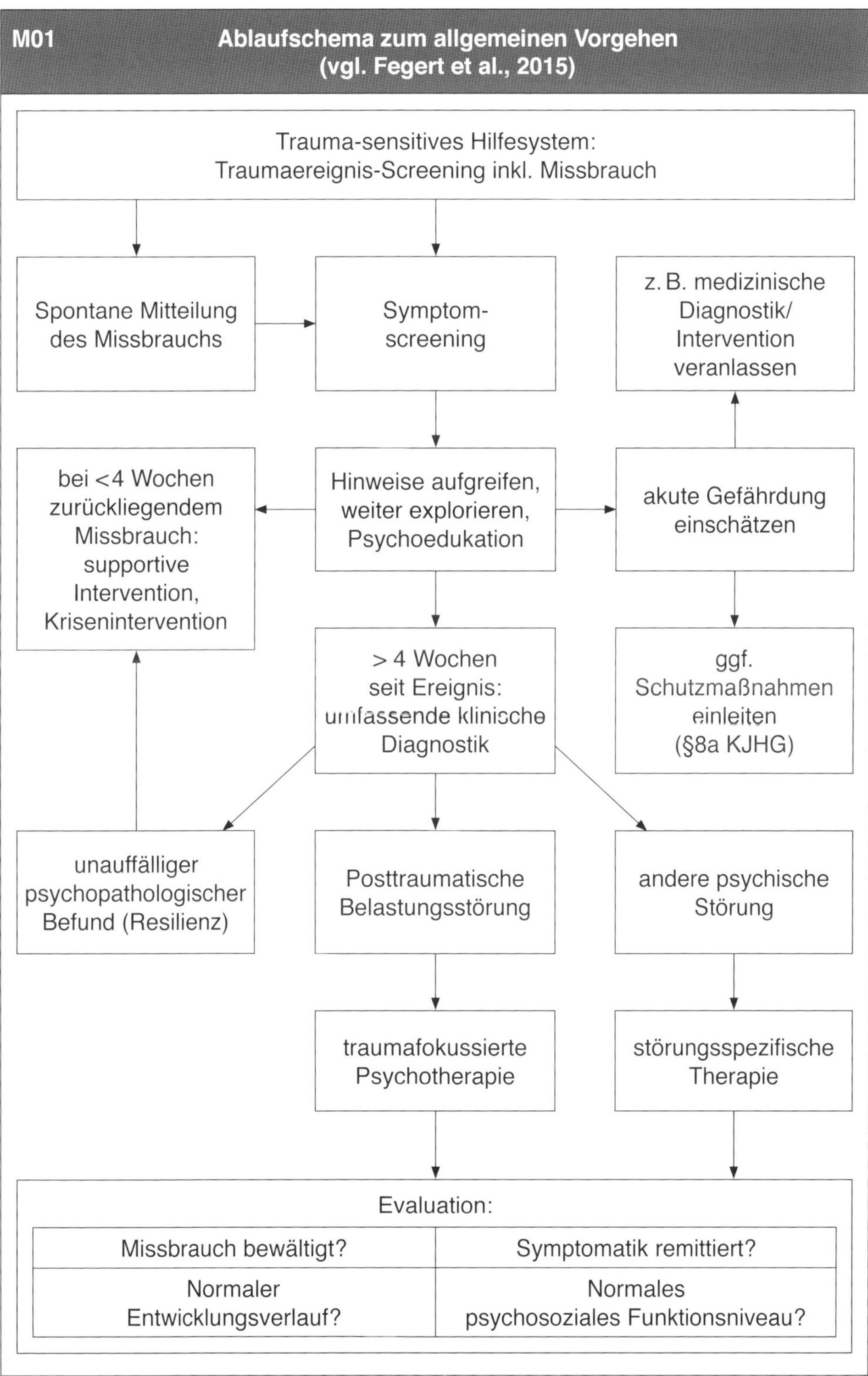
M01
Ablaufschema zum allgemeinen Vorgehen (vgl. Fegert et al., 2015)
Trauma-sensitives Hilfesystem: Traumaereignis-Screening inkl. Missbrauch
Spontane Mitteilung des Missbrauchs
Symptom-screening
z. B. medizinische Diagnostik/ Intervention veranlassen
bei <4 Wochen zurückliegendem Missbrauch: supportive Intervention, Krisenintervention
Hinweise aufgreifen, weiter explorieren, Psychoedukation
akute Gefährdung einschätzen
> 4 Wochen seit Ereignis: umfassende klinische Diagnostik
ggf. Schutzmaßnahmen einleiten (§8a KJHG)
unauffälliger psychopathologischer Befund (Resilienz)
Posttraumatische Belastungsstörung
andere psychische Störung
traumafokussierte Psychotherapie
störungsspezifische Therapie
Evaluation:
Missbrauch bewältigt?
Symptomatik remittiert?
Normaler Entwicklungsverlauf?
Normales psychosoziales Funktionsniveau?

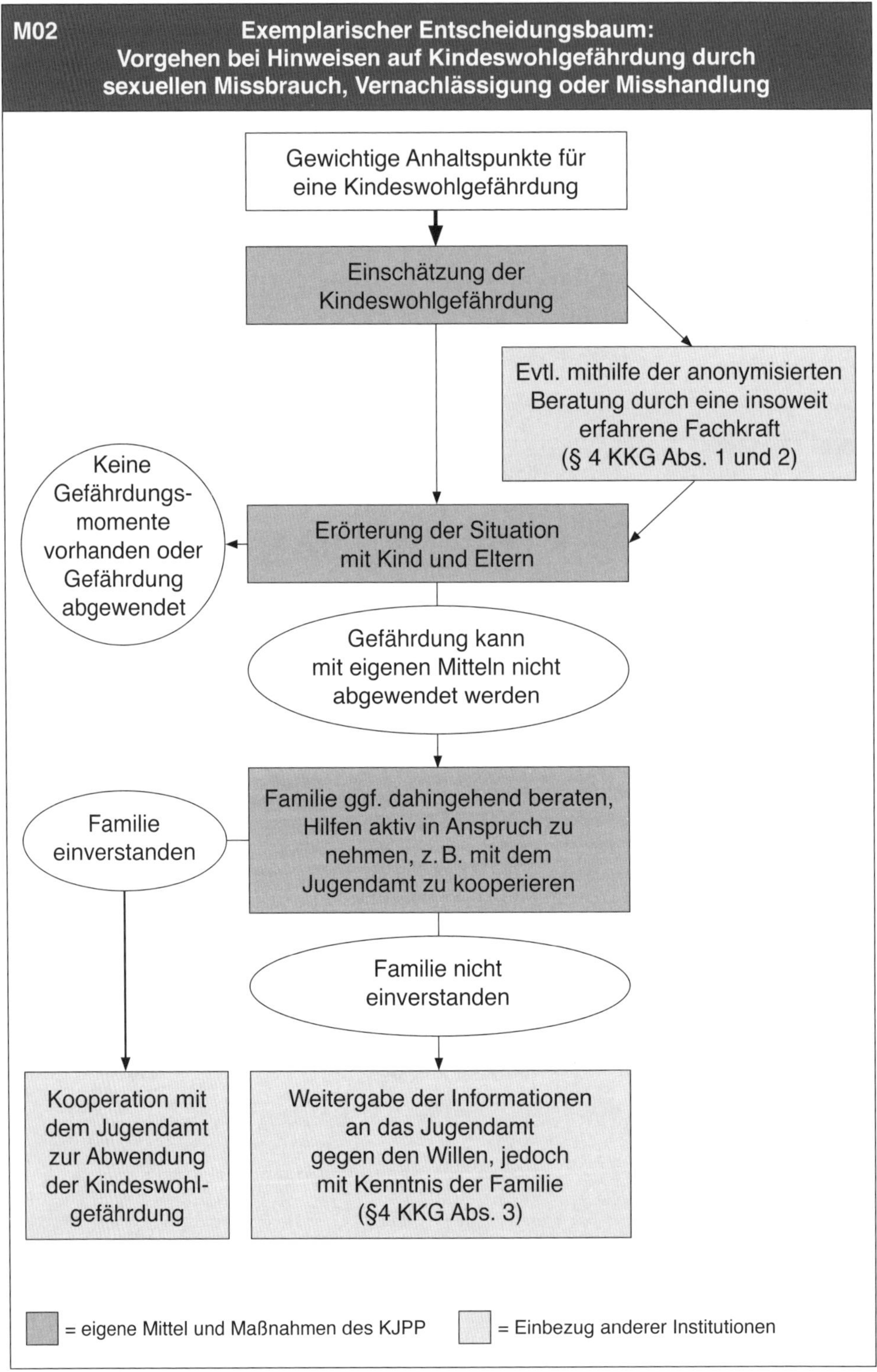
M02
Exemplarischer Entscheidungsbaum:
Vorgehen bei Hinweisen auf Kindeswohlgefährdung durch sexuellen Missbrauch, Vernachlässigung oder Misshandlung
Gewichtige Anhaltspunkte für eine Kindeswohlgefährdung
Einschätzung der Kindeswohlgefährdung
Evtl. mithilfe der anonymisierten Beratung durch eine insoweit erfahrene Fachkraft (§ 4 KKG Abs. 1 und 2)
Erörterung der Situation mit Kind und Eltern
Keine Gefährdungs-momente vorhanden oder Gefährdung abgewendet
Gefährdung kann mit eigenen Mitteln nicht abgewendet werden
Familie ggf. dahingehend beraten, Hilfen aktiv in Anspruch zu nehmen, z. B. mit dem Jugendamt zu kooperieren
Familie einverstanden
Familie nicht einverstanden
Kooperation mit dem Jugendamt zur Abwendung der Kindeswohl-gefährdung
Weitergabe der Informationen an das Jugendamt gegen den Willen, jedoch mit Kenntnis der Familie (§4 KKG Abs. 3)
= eigene Mittel und Maßnahmen des KJPP
= Einbezug anderer Institutionen

M03 Checkliste potenziell traumatischer Erlebnisse[1]

Name: ______________________ Datum: ____________

Art des traumatischen Ereignisses[2]	Traumamerkmale	Opfer	Zeuge	davon gehört	Beziehung zum Täter	kurze Beschreibung	Alter bei Erleben des Ereignisses																					einmalig	wiederholt
							0	1	2	3	4	5	6	7	8	9	10	11	12	13	14	15	16	17	18	19	20		
Vernachlässigung	erzieherisch																												
	emotional																												
	körperlich/ medizinisch																												
	unterlassene Aufsicht																												
	Aussetzen einer gewalttätigen Umgebung																												
Misshandlung	körperlich																												
	emotional (Terrorisieren, Isolieren)																												
Sexueller Missbrauch	Digitale Medien																												
	berührungslos																												
	mit Körperkontakt																												
	mit Penetration																												

Art des traumatischen Ereignisses	Traumamerkmale	Opfer	Zeuge	davon gehört	Beziehung zum Täter	kurze Beschreibung	Alter bei Erleben des Ereignisses																					einmalig	wiederholt
							0	1	2	3	4	5	6	7	8	9	10	11	12	13	14	15	16	17	18	19	20		
Verlust/ Trennung	Todesfall (u. a. Suizid, Mord, Tod einer Bezugsperson)																												
	Freundunterbringung/ Entwurzelung																												
Gewalt durch Gleichaltrige	emotional																												
	körperlich																												
	sexuell																												
sonstige (Naturkatastrophe, Feuer/Explosion, Unfälle, Krieg, Gefangenschaft, lebensbedrohliche Krankheit/ Verletzung, andere sehr belastende Erfahrung)	1) bitte benennen																												
	2) bitte benennen																												
	3) bitte benennen																												

[1] Die Checkliste wurde in Anlehnung an folgende Quellen erstellt: Leeb, Paulozzi, Melanson, Simon und Arias (2008); *National Child Traumatic Stress Network; CAPS.*

[2] Erläuterungen zur Checkliste mit Kurzdefinitionen und Beispielen finden sich im Anschluss an die Checkliste.

Erläuterungen zur Checkliste: Definitionen, Beispiele

1 Vernachlässigung

1.1 Erzieherische Vernachlässigung

Bezeichnet einen Mangel an Gesprächen, Spiel und anregenden Erfahrungen sowie fehlende erzieherische Hilfestellung oder Einflussnahme. Z. B. darf das Kind immer so lange wach bleiben, wie es will, oder das Kind quält Tiere vor den Augen der Bezugsperson, ohne dass diese eingreift.

1.2 (Zahn-)Medizinische Vernachlässigung

Bezieht sich auf das Versäumnis einer ärztlichen oder medizinischen Vorsorge oder Behandlung. Z. B. wird mit dem Kind kein Arzt aufgesucht, wenn es krank ist, oder die Bezugsperson kümmert sich nicht um die Anwendung von erforderlichen Medikamenten.

1.3 Emotionale Vernachlässigung

Bezieht sich auf einen Mangel an Wärme, Einfühlungsvermögen, Geborgenheit und Zuneigung in der Beziehung zum Kind. Z. B. begegnet die Bezugsperson dem Kind mit Liebes- und Aufmerksamkeitsentzug oder fehlenden Reaktionen auf seine emotionalen Signale.

a. *Verweigerung angemessener emotionaler Reaktionen:* Z. B. wird das Kind nicht getröstet, wenn es weint, oder es wird sich nicht mit ihm gefreut.
b. *Ignorieren:* Z. B. wird das Kind links liegen gelassen, es wird ihm nicht zugehört, nicht geantwortet oder in anderer Form direkte Aufmerksamkeit entgegengebracht.

1.4 Körperliche Vernachlässigung

Bezeichnet einen Mangel in der Versorgung des Körpers des Kindes und der Befriedigung seiner physischen Bedürfnisse.

a. *Ernährung:* Z. B. bekommt ein Kind nie ein Pausenbrot mit oder dieses ist verdorben oder ein Kind fällt auf, weil es deutlich über- oder unterernährt ist.
b. *Hygiene:* Z. B. kommt das Kind schmutzig und ungewaschen in den Kindergarten oder es lebt in extrem unhygienischen Zuständen zu Hause, beispielsweise mit unverhältnismäßig viel Müll oder verdorbenen Lebensmitteln in der Wohnung.
c. *Obdach:* Z. B. lebt das Kind in einer Wohnung, die mit Ungeziefer oder Schimmel befallen ist, oder die Wohnung kann nicht geheizt werden.
d. *Kleidung:* Z. B. kommt das Kind im Winter ohne warme Jacke in den Kindergarten oder das Kind scheint nur kaputte, zerschlissene, schmutzige und zu kleine Kleidung zu besitzen.

1.5 Unterlassene Aufsicht

Meint eine Aufsichtspflichtverletzung, z. B. erscheint die Bezugsperson zum Elternabend und hat das Kind ohne Ersatzperson bzw. Babysitter alleine zu Hause gelassen oder verreist gar über ein Wochenende und lässt das Kind ohne Aufsicht und Versorgung alleine zu Hause.

1.6 Aussetzen einer gewalttätigen Umgebung

Die Betreuungsperson ergreift keine Maßnahmen zum Schutz des Kindes vor gegenwärtiger Gewalt oder Gefahr. Z. B. lebt das Kind in einem Haushalt, in dem es zu gewalttätigen Partnerschaftskonflikten kommt, oder das Kind wird von der Bezugsperson nicht vor gewalttätigen Übergriffen durch eine weitere Person geschützt.

2 Misshandlung

2.1 Körperliche Misshandlung

Jede Form von körperlicher Gewalt gegen ein Kind, die es verletzt oder das Potenzial dazu hat. Von sehr grobem „Anpacken" des Kindes, über Schubsen, Stoßen, Schütteln, bis hin zu Schlagen, Prügeln, Verbrennen oder Würgen.

2.2 Emotionale Misshandlung

Meint Verhaltensweisen der Bezugsperson, die dem Kind vermitteln, es sei wertlos, fehlerhaft, ungeliebt, unerwünscht, gefährdet oder es sei nur dazu da, die Bedürfnisse anderer zu erfüllen.

a. *Isolieren:* Z. B. schottet die Bezugsperson das Kind vom Kontakt zu Gleichaltrigen ab oder das Kind wird von ihm nahestehenden Personen isoliert oder das Kind wird gar eingesperrt und jeglicher Kontakt zur Außenwelt unterbunden.
b. *Terrorisieren:* Meint z. B., dass alles, was das Kind tut, von der Bezugsperson für nicht gut genug gehalten wird oder diese dem Kind das Gefühl vermittelt, dass seine An- oder Abwesenheit ihr gleichgültig ist, bis hin zur Einschüchterung und Ängstigung des Kindes durch Straf-, Gewalt-, Verlust- oder Morddrohungen oder Gewaltausübung gegen eine Person oder ein Objekt, die bzw. das das Kind liebt.

3 Sexueller Missbrauch

3.1 Digitale Medien

Sexuelle Gewalt, die über digitale Medien vermittelt wird, z. B. Online-Grooming in sozialen Netzwerken oder im Rahmen von Online-Spielen.

3.2 Berührungslos

Sexueller Missbrauch ohne Körperkontakt zwischen Täter und Kind, sogenannte Hands-Off-Taten; z. B. Exhibitionismus, Voyeurismus, Fotografieren oder Filmen des Kindes in pornografischer Art und Weise sowie das Präsentieren pornografischer Materialien vor dem Kind.

3.3 Mit Körperkontakt

Sexueller Missbrauch mit Körperkontakt zwischen Täter und Kind, sogenannte Hands-On-Taten. Der Täter zwingt das Kind, ihn zu berühren bzw. der Täter berührt das Kind an unangemessenen Stellen, beispielsweise der Leiste, der Brust, im Genital- oder Gesäßbereich. Ausgenommen sind medizinisch oder pflegerisch notwendige Berührungen.

3.4 Mit Penetration

Gemeint sind sexuelle Handlungen, die das Eindringen (mit Penis, Finger, Zunge, Objekten) in den Anal- oder Genitalbereich beinhalten.

M04 Child and Adolescent Trauma Screening Questionnaire (CATS)

M04/1 CATS – Kinder- und Jugendlichenversion (7–17 Jahre)

Name: ______________________ Datum: ______________

Viele Menschen erleben belastende oder erschreckende Ereignisse. Hier ist eine Liste belastender und erschreckender Ereignisse, wie sie manchmal passieren. Kreuze JA an, wenn es dir passiert ist. Kreuze NEIN an, wenn es dir nicht passiert ist.

1. Ernste Naturkatastrophe, wie z. B. Überschwemmung, Wirbelsturm, Orkan, Erdbeben oder Feuer	☐ Ja ☐ Nein
2. Ernster Unfall oder Verletzung, wie z. B. Autounfall, Sportverletzung, Fahrradunfall oder Hundebiss	☐ Ja ☐ Nein
3. Beraubt mit Bedrohung, Gewalt oder Waffen	☐ Ja ☐ Nein
4. Geohrfeigt, geschlagen oder verprügelt in deiner Familie	☐ Ja ☐ Nein
5. Geohrfeigt, geschlagen oder verprügelt von jemandem, der nicht zu deiner Familie gehört	☐ Ja ☐ Nein
6. Gesehen, wie jemand in deiner Familie geohrfeigt, geschlagen oder verprügelt wurde	☐ Ja ☐ Nein
7. Gesehen, wie woanders jemand geohrfeigt, geschlagen oder verprügelt wurde	☐ Ja ☐ Nein
8. Jemand, der älter ist als du, hat dich unerlaubt an deinen Geschlechtsteilen berührt	☐ Ja ☐ Nein
9. Jemand hat dich zu Sex gezwungen oder du konntest nicht nein sagen	☐ Ja ☐ Nein
10. Eine dir nahestehende Person ist plötzlich oder gewaltsam gestorben	☐ Ja ☐ Nein
11. Angegriffen, mit Messer, Schusswaffe oder anders schwer verletzt	☐ Ja ☐ Nein
12. Gesehen, wie jemand angegriffen, mit Messer, Schusswaffe oder anders schwer verletzt oder getötet wurde	☐ Ja ☐ Nein
13. Belastende oder erschreckende medizinische Behandlung	☐ Ja ☐ Nein
14. Im Kriegsgebiet gewesen	☐ Ja ☐ Nein
15. Ein anderes belastendes oder erschreckendes Ereignis? Beschreibung: ______________________ ______________________ ______________________	☐ Ja ☐ Nein

Welches Ereignis belastet dich heute noch am meisten? Nr.: ____

Wenn du mindestens einmal JA angekreuzt hast, beantworte bitte auch die nächsten Fragen.

M04/1 CATS – Kinder- und Jugendlichenversion (7–17 Jahre) (Fortsetzung)

Kreuze bei den folgenden Aussagen 0, 1, 2 oder 3 an, um zu beantworten, wie häufig die folgenden Dinge dich in den letzten 2 Wochen belastet haben: 0 = nie 1 = selten 2 = oft 3 = fast immer

	nie	selten	oft	fast immer
1. Beunruhigende Gedanken oder Bilder von dem Ereignis kommen in meinen Kopf.	0	1	2	3
2. Schlechte Träume erinnern mich daran was passiert ist	0	1	2	3
3. Ich habe das Gefühl, als würde es wieder passieren.	0	1	2	3
4. Ich bin sehr beunruhigt, wenn ich daran erinnert werde.	0	1	2	3
5. Ich habe starke körperliche Gefühle (Schwitzen, Herzklopfen, Übelkeit), wenn mich etwas daran erinnert.	0	1	2	3
6. Ich versuche nicht daran zu denken, was passiert ist, oder keine Gefühle dabei zu haben.	0	1	2	3
7. Ich bleibe weg von allem was mich daran erinnert was passiert ist (Leute, Orte, Dinge, Situationen oder Gespräche).	0	1	2	3
8. Ich kann mich an Teile von dem Ereignis nicht erinnern.	0	1	2	3
9. Ich habe negative Gedanken über mich oder andere, wie z. B. „ich werde kein gutes Leben haben“, „man kann niemandem trauen“, „die ganze Welt ist unsicher“.	0	1	2	3
10. Ich gebe mir selbst die Schuld daran was passiert. Oder ich beschuldige jemanden, der nichts dafür kann.	0	1	2	3
11. Ich habe oft schlechte Gefühle (Angst, Wut, Schuld, Scham).	0	1	2	3
12. Ich habe keine Lust mehr zu Sachen, die ich früher gemacht habe.	0	1	2	3
13. Ich fühle mich anderen Menschen nicht nah.	0	1	2	3
14. Ich kann keine guten oder glücklichen Gefühle haben.	0	1	2	3
15. Ich bin wütend, habe Wutanfälle oder lasse meine Wut an anderen aus.	0	1	2	3
16. Ich mache gefährliche Dinge.	0	1	2	3
17. Ich bin übervorsichtig (passe auf, wer in der Nähe ist).	0	1	2	3
18. Ich erschrecke leicht.	0	1	2	3
19. Ich kann schlecht aufpassen.	0	1	2	3
20. Ich habe Schwierigkeiten einzuschlafen oder durchzuschlafen.	0	1	2	3

Bitte kreuze JA oder NEIN an, ob diese Probleme dich dabei gestört haben:

1. Mit anderen auskommen	☐ Ja ☐ Nein	4. Mit meiner Familie auskommen	☐ Ja ☐ Nein
2. Hobbys/Spaß haben	☐ Ja ☐ Nein	5. Glücklich sein	☐ Ja ☐ Nein
3. Schule	☐ Ja ☐ Nein		

M04/2 CATS – Bezugspersonenversion (3–6 Jahre)

Name des Kindes: ______________________ Datum: ____________

Beantwortet von ☐ Mutter ☐ Vater ☐ anderer Bezugsperson: ____________

Viele Kinder erleben belastende oder erschreckende Ereignisse. Es folgt eine Liste mit solchen Ereignissen. Kreuzen Sie JA an, wenn ein solches Ereignis dem Kind Ihres Wissens passiert ist. Kreuzen Sie NEIN an, wenn es dem Kind nicht passiert ist.

1. Ernste Naturkatastrophe, wie z. B. Überschwemmung, Wirbelsturm, Orkan, Erdbeben oder Feuer.	☐ Ja ☐ Nein
2. Ernster Unfall oder Verletzung, wie Autounfall, Fahrradunfall, Sportverletzung oder Hundebiss.	☐ Ja ☐ Nein
3. Beraubt mit Bedrohung, Gewalt oder Waffen.	☐ Ja ☐ Nein
4. Geohrfeigt, geschlagen oder verprügelt in seiner/ihrer Familie.	☐ Ja ☐ Nein
5. Geohrfeigt, geschlagen oder verprügelt von jemandem, der nicht zu seiner/ihrer Familie gehört.	☐ Ja ☐ Nein
6. Gesehen, wie jemand in seiner/ihrer Familie geohrfeigt, geschlagen oder verprügelt wurde.	☐ Ja ☐ Nein
7. Gesehen, wie woanders jemand geohrfeigt, geschlagen oder verprügelt wurde.	☐ Ja ☐ Nein
8. Jemand, der älter ist als er/sie, hat ihn/sie unerlaubt an seinen/ihren Geschlechtsteilen berührt.	☐ Ja ☐ Nein
9. Jemand hat ihn/sie zu Sex gezwungen oder er/sie konnte nicht nein sagen.	☐ Ja ☐ Nein
10. Eine dem Kind nahestehende Person ist plötzlich oder gewaltsam gestorben.	☐ Ja ☐ Nein
11. Angegriffen, mit Messer, Schusswaffe oder anders schwer verletzt.	☐ Ja ☐ Nein
12. Gesehen, wie jemand angegriffen, mit Messer, Schusswaffe oder anders schwer verletzt oder getötet wurde.	☐ Ja ☐ Nein
13. Belastende oder erschreckende medizinische Behandlung.	☐ Ja ☐ Nein
14. Im Kriegsgebiet gewesen.	☐ Ja ☐ Nein
15. Ein anderes belastendes oder erschreckendes Ereignis? 16. Beschreibung: ______________________ ______________________ ______________________	☐ Ja ☐ Nein

Welches Ereignis belastet Ihr Kind heute noch am meisten? Nr. ______

Wenn Sie mindestens einmal JA angekreuzt haben, beantworten Sie bitte auch die nächsten Fragen.

M04/2 CATS – Bezugspersonenversion (3–6 Jahre) (Fortsetzung)

Kreuzen Sie 0, 1, 2 oder 3 an, um zu beantworten, wie häufig die folgenden Dinge Ihr Kind in den letzten 2 Wochen belastet haben: 0 = nie 1 = selten 2 = oft 3 = fast immer

Mein Kind …	nie	selten	oft	fast immer
1. … hat beunruhigende Gedanken oder innere Bilder von dem belastenden Ereignis. Oder es spielt das Ereignis nach.	0	1	2	3
2. … hat schlechte Träume von dem belastenden Ereignis.	0	1	2	3
3. … handelt, spielt oder fühlt, als ob das Ereignis gerade passieren würde.	0	1	2	3
4. … ist sehr aufgewühlt, wenn es an das belastende Ereignis erinnert wird.	0	1	2	3
5. … hat starke körperliche Gefühle (Schwitzen, Herzklopfen, Übelkeit), wenn es an das Ereignis erinnert wird.	0	1	2	3
6. … versucht, nicht daran zu denken, was passiert ist, oder keine Gefühle dabei zu haben.	0	1	2	3
7. … bleibt weg von allem, was ihn/sie an das Ereignis erinnert (Aktivitäten, Leute, Orte, Dinge oder Gespräche)	0	1	2	3
8. … hat sehr negative Gefühle (Angst, Wut, Schuld, Scham).	0	1	2	3
9. … hat das Interesse an Aktivitäten verloren, die vor dem Ereignis Freude bereitet haben.	0	1	2	3
10. … fühlt sich von anderen Menschen entfernt.	0	1	2	3
11. … zeigt weniger positive Gefühle (Freude, Liebe, Glück)	0	1	2	3
12. … ist reizbar, hat schnell Wutausbrüche oder lässt seine Launen an anderen Menschen oder Dingen aus.	0	1	2	3
13. … ist übervorsichtig und wachsam.	0	1	2	3
14. … ist schreckhaft.	0	1	2	3
15. … hat Konzentrationsschwierigkeiten.	0	1	2	3
16. … hat Ein- oder Durchschlafschwierigkeiten.	0	1	2	3

Bitte kreuzen Sie JA oder NEIN an, ob diese Probleme das Kind dabei gestört haben:

1. Mit anderen auskommen ☐ Ja ☐ Nein
2. Spielen ☐ Ja ☐ Nein
3. Im Kindergarten rechtkommen ☐ Ja ☐ Nein
4. Mit der Familie auskommen ☐ Ja ☐ Nein
5. Glücklich sein ☐ Ja ☐ Nein

M04/3	CATS – Bezugspersonenversion (7–17 Jahre)

Name des Kindes: ______________________ Datum: __________

Beantwortet von ☐ Mutter ☐ Vater ☐ anderer Bezugsperson: __________

Viele Kinder erleben belastende oder erschreckende Ereignisse. Es folgt eine Liste mit solchen Ereignissen. Kreuzen Sie JA an, wenn ein solches Ereignis dem Kind Ihres Wissens passiert ist. Kreuzen Sie NEIN an, wenn es dem Kind nicht passiert ist.

1. Ernste Naturkatastrophe, wie z. B. Überschwemmung, Wirbelsturm, Orkan, Erdbeben oder Feuer.	☐ Ja ☐ Nein
2. Ernster Unfall oder Verletzung, wie Autounfall, Fahrradunfall, Sportverletzung oder Hundebiss.	☐ Ja ☐ Nein
3. Beraubt mit Bedrohung, Gewalt oder Waffen.	☐ Ja ☐ Nein
4. Geohrfeigt, geschlagen oder verprügelt in seiner/ihrer Familie.	☐ Ja ☐ Nein
5. Geohrfeigt, geschlagen oder verprügelt von jemandem, der nicht zu seiner/ihrer Familie gehört.	☐ Ja ☐ Nein
6. Gesehen, wie jemand in seiner/ihrer Familie geohrfeigt, geschlagen oder verprügelt wurde.	☐ Ja ☐ Nein
7. Gesehen, wie woanders jemand geohrfeigt, geschlagen oder verprügelt wurde.	☐ Ja ☐ Nein
8. Jemand, der älter ist als er/sie, hat ihn/sie unerlaubt an seinen/ihren Geschlechtsteilen beruhrt.	☐ Ja ☐ Nein
9. Jemand hat ihn/sie zu Sex gezwungen oder er/sie konnte nicht nein sagen.	☐ Ja ☐ Nein
10. Eine dem Kind nahestehende Person ist plötzlich oder gewaltsam gestorben.	☐ Ja ☐ Nein
11. Angegriffen, mit Messer, Schusswaffe oder anders schwer verletzt.	☐ Ja ☐ Nein
12. Gesehen, wie jemand angegriffen, mit Messer, Schusswaffe oder anders schwer verletzt oder getötet wurde.	☐ Ja ☐ Nein
13. Belastende oder erschreckende medizinische Behandlung.	☐ Ja ☐ Nein
14. Im Kriegsgebiet gewesen.	☐ Ja ☐ Nein
15. Ein anderes belastendes oder erschreckendes Ereignis? 16. Beschreibung: ______________________	☐ Ja ☐ Nein

Welches Ereignis belastet Ihr Kind heute noch am meisten? Nr. ______

Wenn Sie mindestens einmal JA angekreuzt haben, beantworten Sie bitte auch die nächsten Fragen.

M04/3 CATS – Bezugspersonenversion (7–17 Jahre) (Fortsetzung)				
Kreuzen Sie 0, 1, 2 oder 3 an, um zu beantworten, wie häufig die folgenden Dinge Ihr Kind in den letzten 2 Wochen belastet haben: 0 = nie 1 = selten 2 = oft 3 = fast immer				
Mein Kind …	**nie**	**selten**	**oft**	**fast immer**
1. … hat beunruhigende Gedanken oder innere Bilder von dem belastenden Ereignis. Oder es spielt das Ereignis nach.	0	1	2	3
2. … hat schlechte Träume von dem belastenden Ereignis.	0	1	2	3
3. … handelt, spielt oder fühlt, als ob das Ereignis gerade passieren würde.	0	1	2	3
4. … ist sehr aufgewühlt, wenn es an das Ereignis erinnert wird.	0	1	2	3
5. … hat starke körperliche Gefühle (Schwitzen, Herzklopfen, Übelkeit), wenn es an das Ereignis erinnert wird.	0	1	2	3
6. … versucht nicht daran zu denken, was passiert ist, oder keine Gefühle dabei zu haben.	0	1	2	3
7. … bleibt weg von allem, was ihn/sie an das Ereignis erinnert (Aktivitäten, Leute, Orte, Dinge oder Gespräche).	0	1	2	3
8. … kann sich an wichtige Teile des Ereignisses nicht erinnern.	0	1	2	3
9. … hat seit dem Ereignis negative Gedanken über sich selbst, andere oder die Welt.	0	1	2	3
10. … denkt, dass es passiert ist, weil er/sie oder ein anderer etwas falsch gemacht hat oder nicht genug getan hat, um es zu verhindern.	0	1	2	3
11. … hat sehr negative Gefühle (Angst, Wut, Schuld, Scham).	0	1	2	3
12. … hat das Interesse an Aktivitäten verloren, die vor dem Ereignis Freude bereitet haben.	0	1	2	3
13. … fühlt sich von anderen Menschen entfernt.	0	1	2	3
14. … zeigt weniger positive Gefühle (Freude, Liebe, Glück).	0	1	2	3
15. … ist reizbar, hat schnell Wutausbrüche oder lässt Launen an anderen Menschen oder Dingen aus.	0	1	2	3
16. … verhält sich riskant oder schädigt sich selbst.	0	1	2	3
17. … ist übervorsichtig und wachsam.	0	1	2	3
18. … ist schreckhaft.	0	1	2	3
19. … hat Konzentrationsschwierigkeiten.	0	1	2	3
20. … hat Ein- oder Durchschlafschwierigkeiten	0	1	2	3

Bitte kreuzen Sie JA oder NEIN an, ob diese Probleme das Kind dabei gestört haben:

1. Mit anderen auskommen	☐ Ja	☐ Nein
2. Hobbys/Spaß haben	☐ Ja	☐ Nein
3. Schule	☐ Ja	☐ Nein
4. Mit der Familie auskommen	☐ Ja	☐ Nein
5. Glücklich sein	☐ Ja	☐ Nein

M05 Hilfreiche Links

Deutschsprachige Seiten

- Beratungsstelle der Polizei: www.polizei-beratung.de
- Bundesministerium der Justiz, Publikationen: www.bmj.de/enid/66c13a03b887ef-60f80e048f55978679,0/Service/Publikationen_bh.html
- Deutsche Gesellschaft gegen Kindesmisshandlung und -vernachlässigung: www.dggkv.de
- Deutscher Kinderschutzbund: www.dksb.de
- Deutschsprachige Gesellschaft für Psychotraumatologie: www.degpt.de
- Frauen und Mädchenberatungsstellen gegen Gewalt: www.frauen-maedchen-beratung.de
- Kinder Trauma Institut: www.kindertraumainstitut.de
- Kinder- und Jugendseite der Kinderschutz-Zentren: www.youngavenue.de
- Kinderschutz Zentren: www.kinderschutz-zentren.org
- Kompetenzzentrum Kinderschutz in der Medizin: http://www.comcan.de/
- Kontakt- Informations- und Beratungsstelle für männliche Opfer sexueller Gewalt: www.kibs.de
- Weißer Ring: www.weisser-ring.de
- Wildwasser e. V.: www.wildwasser.de
- Zartbitter e. V.: www.zartbitter.de

Englischsprachige Seiten

- EU-Project „Coordinated Response to Child Abuse and Neglect via Minimum Data Set": http://www.can-via-mds.eu/
- Institute on Violence, Abuse and Trauma: http://www.ivatcenters.org/index.asp
- National Child Traumatic Stress Network: http://www.nctsn.org/
- National Institute of Child Health and Human Development: https://www.nichd.nih.gov/Pages/index.aspx
- Online-Kurs für traumafokussierte Kognitive Verhaltenstherapie (Tf-KVT bzw. Tf-CBT): http://tfcbt.musc.edu/

Frei im Internet verfügbare diagnostische Verfahren

- Strengths and difficulties questionnaire (SDQ): http://www.sdqinfo.org/
- Children's revised impact of events scale (CRIES): http://www.childrenandwar.org/measures/children's-revised-impact-of-event-scale-8-cries-8/

Beispiele für Einrichtungen, die mit sexuell übergriffigen Kindern und Jugendlichen arbeiten

- „male" Therapeutische Wohngruppen für Jungen mit sexuell auffälligem Verhalten, Berlin: https://www.ejf.de/fileadmin/user_upload/pics-einrichtungen/jugendhilfe-pdf/KJHV_Sued/Flyer_Male_2013.pdf
- Pinardihaus, Helenenberg: http://www.helenenberg.de/hilfen-zur-erziehung/pinardihaus.html
- Waldhaus, Hildrizhausen: http://www.waldhaus-jugendhilfe.de/projekte-straffaelligenhilfe.htm
- Augustinusheim, Ettlingen: http://www.augustinusheim.de/die-einrichtung/besondere-angebote/paedagogisch-therapeutische-intensivwohngruppen/

M06 Regionales Hilfesystem – Erstellen einer Kontaktliste

Eine Vernetzung innerhalb des regionalen Hilfesystems des Kinderschutzes ist essentiell, um betroffene Kindern und Jugendlichen zu unterstützen. Als Kliniker ist es sinnvoll, sich bereits mit diesen Strukturen vertraut zu machen, bevor ein akuter Kinderschutzfall auftritt. Das folgende Formular soll dabei unterstützen, geeignete Ansprechpartner in der Region zu ermitteln.

Ansprechpartner	**Kontaktinformationen** (Name, Telefonnummer, Datum der Recherche)
Beratungsstelle – Kinderschutzbund	@
Beratungsstelle – Weißer Ring e. V.	@
	@
Inobhutnahmestelle (ggf. Wochenend- und Nachtbereitschafts-Telefonnr. des Jugendamtes)	@

M06 Regionales Hilfesystem – Erstellen einer Kontaktliste (Fortsetzung)

Jugendamt (z. B. zuständige Fachkraft des Allgemeinen Sozialen Dienstes, Insoweit erfahrene Fachkraft)	✉ ____ ☎ ____ Fax ____ 📱 ____ @ ____ 🖱 ____
Kinder- und Jugendgynäkologische Sprechstunde	✉ ____ ☎ ____ Fax ____ 📱 ____ @ ____ 🖱 ____
Klinik für Kinder- und Jugendpsychiatrie und -psychotherapie	✉ ____ ☎ ____ Fax ____ 📱 ____ @ ____ 🖱 ____
Klinik für Psychiatrie und Psychotherapie	✉ ____ ☎ ____ Fax ____ 📱 ____ @ ____ 🖱 ____

M06 Regionales Hilfesystem – Erstellen einer Kontaktliste (Fortsetzung)	
Lokaler Arbeitskreis gegen sexuellen Missbrauch	✉ ____ ☎ ____ Fax ____ Handy ____ @ ____ Internet ____
OEG-Traumaambulanz	✉ ____ ☎ ____ Fax ____ Handy ____ @ ____ Internet ____
Polizei (z. B. Dienststelle oder benannter Beauftragte der Polizei für Frauen und Kinder)	✉ ____ ☎ ____ Fax ____ Handy ____ @ ____ Internet ____

M07 Leitfragen für die Psychoedukation zu sexuellem Missbrauch

Checkliste mit Leitfragen für Kinder

Was ist sexueller Kindesmissbrauch?

- Wer wird sexuell missbraucht?
- Wer missbraucht Kinder sexuell?
- Warum erzählen Kinder nichts?
- Warum passiert sexueller Missbrauch?
- Wie kann man erkennen, dass ein Kind sexuell missbraucht wurde?
- Wie fühlen sich Kinder, wenn sie sexuell missbraucht wurden?
- Wie können Kinder mit sexuellem Missbrauch umgehen?
- Welche Behandlungen gibt es für Kinder, die sexuellen Missbrauch erlebt haben?

Checkliste mit Leitfragen für Jugendliche

Was ist sexueller Missbrauch von Kindern und Jugendlichen?

- Wer wird sexuell missbraucht?
- Wer verübt sexuellen Missbrauch an Kindern und Jugendlichen?
- Wie kommt es zu sexuellem Missbrauch? Täterstrategien und Verantwortlichkeit?
- Wie fühlen sich Kinder und Jugendliche, wenn sie sexuell missbraucht wurden?
- Warum verschwiegen Kinder und Jugendliche, was passiert ist?
- Wie können Kinder und Jugendliche mit sexuellem Missbrauch umgehen?
- Welche Behandlungen gibt es für Kinder und Jugendliche, die sexuellen Missbrauch erlebt haben?

Checkliste mit Leitfragen für Eltern/Bezugspersonen

Was ist sexueller Missbrauch von Kindern?

- Welche Konsequenzen hat es, wenn Kinder sexuell missbraucht werden?
- Wer wird sexuell missbraucht?
- Wer verübt sexuellen Missbrauch an Kindern?
- Wie kommt es zu sexuellem Missbrauch?
- Warum verschweigen Kinder, was passiert ist?
- Wann sollte man sexuellen Missbrauch von Kindern vermuten?
- Wie kann man ein Kind vor sexuellem Missbrauch schützen?
- Wie sollten die Bezugspersonen damit umgehen, wenn Sie sexuellen Missbrauch vermuten?
- Wohin sollten sich die Bezugspersonen für Hilfe wenden?
- Welche Behandlung gibt es für Kinder, die sexuellen Missbrauch erlebt haben?

5 Fallbeispiele

5.1 Martin

Martin (9 Jahre) wird von seiner Mutter mit hoher Dringlichkeit in der Institutsambulanz einer Klinik für Kinder- und Jugendpsychiatrie vorgestellt. Die Mutter berichtet sofort nach der Begrüßung, Martin sei von seinem Onkel über mehrere Monate hinweg sexuell missbraucht worden, vor circa einem halben Jahr habe ihr Sohn sich erstmals hilfesuchend an sie gewandt. Seitdem seien das Jugendamt und eine Mitarbeiterin vom Kinderschutzbund involviert, aber deren Unterstützung reiche nicht aus. Die Erzählungen sprudeln nur so aus der Mutter heraus, was Martin sichtlich unangenehm ist. Er rutscht immer tiefer in seinen Stuhl und zieht sich seine Trainingsjacke ins Gesicht. Die Therapeutin versucht, die Mutter zu bremsen und Martin zu Wort kommen zu lassen, der nach einigem Zögern bereit ist, die Angaben der Mutter zu ergänzen.

Die alleinerziehende Mutter sei als Zugbegleiterin oft über mehrere Tage unterwegs, und in der Vergangenheit sei ihr Sohn dann von seinem Onkel betreut worden. Martin habe sich stets auf diese Treffen gefreut, er durfte mit seinem Onkel Popcorn machen und lange fernsehen. Morgens hätten die beiden dann zusammen geduscht und dabei getobt, Wasserschlachten gemacht. Sein Onkel habe ihm auch immer beim Eincremen und Anziehen geholfen. Martins Erzählung stockt, seine Mutter drängt ihn weiterzusprechen, woraufhin Martin zunächst schweigt.

Die Mutter betont, dass Martin seinen Onkel immerzu in Schutz nehme und auch weiterhin sehen wolle, was sie aus Angst vor weiteren Übergriffen jedoch nicht zulasse. Sie habe sich auch vor drei Wochen dazu durchgerungen, Anzeige zu erstatten, wobei diesbezüglich „noch nichts" passiert sei und sie auf eine Reaktion der Staatsanwaltschaft warte.

Die Therapeutin versucht, den Faden wieder aufzugreifen, und bittet Martin erneut, zu schildern, was zwischen seinem Onkel und ihm vorgefallen sei. Martin berichtet, dass sein Onkel ihm wiederholt gezeigt habe, wie er sich selbst befriedigen könne. Dazu sei es aber nur gekommen, da Martin manchmal Schwierigkeiten beim Einschlafen habe und der Onkel ihm erklärte, dass er sich so entspannen könne. Um das zu üben, habe der Onkel Martin wiederholt am Glied gestreichelt. Martin beschreibt, ihn habe das nicht so sehr gestört, und er habe seinen Onkel nicht abweisen wollen, damit er ihn weiterhin besuchen könne. Vor circa einem Jahr habe Martin einen Streit mit seinem Onkel gehabt, als dieser ihn abends erneut zum gemeinsamen Masturbieren aufforderte. Martin habe dies abgelehnt, mit dem Vorwand, er sei schon so müde. Daraufhin habe der Onkel sehr gereizt reagiert und Martin angeschrien. Martin sei sehr erschrocken gewesen über diese heftige Reaktion des Onkels. Als seine Mutter ihn am nächsten Tag von der Schule abholte, sei er noch immer bedrückt gewesen und habe der Mutter auf ihre drängenden Nachfragen schließlich vom Anlass des Streites berichtet.

Martins Mutter reagiert auf diese Schilderungen sehr belastet und beginnt stark zu weinen. Martin sagt, er habe das alles nun aber auch schon so oft erzählen müssen, er habe „keinen Bock mehr“. Die Therapeutin lobt ihn für seine mutige Offenheit im ersten Gespräch, und ein Wiedervorstellungstermin wird vereinbart.

Bei diesem Termin führt die Therapeutin zunächst eine Exploration mittels Fragebögen durch. Weder im Beck-Depressions-Inventar (BDI-II, Hautzinger, Keller & Kühner, 2009; Kühner, Bürger, Keller & Hautzinger, 2007), noch in der Child Behavior Checklist (Döpfner, Plück & Kinnen; CBCL/6-18, 2014) oder im UCLA PTSD Reaction Index (Fremd- und Selbstauskunft) ergeben sich Hinweise auf eine klinisch relevante Symptomatik. Erneut geht die Therapeutin mit Martin ins Gespräch, der an diesem zweiten Termin auch damit einverstanden ist, dass seine Mutter vor der Tür wartet.

Die Therapeutin erhebt mit ihm einen psychopathologischen Befund, wobei Martin sich als unbelastet präsentiert, posttraumatische Stresssymptome verneint er erneut glaubhaft. Er gehe nach wie vor gerne in die Schule und treffe sich nachmittags mit Freunden oder gehe ins Fußballtraining. Er gibt an, dass er zunächst auch gar nicht verstanden habe, warum seine Mutter so heftig auf die Erlebnisse mit seinem Onkel reagiere. Dann hätten sie aber in der Schule das Thema Sexualkunde angesprochen und ein Freund aus der Schule habe ihm gesagt, er würde so „Schweinekram“ mit seinem Onkel ganz bestimmt nicht machen. Da sei er sehr erschrocken. Und auch beim Kinderschutzbund habe man ihm erklärt, dass sein Onkel sich nicht richtig verhalten habe und Martin nicht Schuld daran sei. Manchmal fühle er sich dennoch schuldig, weil er ja dafür gesorgt habe, dass seine Mutter so traurig sei.

In einem separaten Termin mit der Mutter meldet die Therapeutin ihr die bisherigen Diagnostikergebnisse zurück, worauf die Mutter mit großer Skepsis und Unverständnis reagiert. Sie wirft der Therapeutin vor, ihrem Sohn nicht zu glauben, dass er missbraucht worden sei und seine Not nicht zu erkennen. Die Therapeutin bemüht sich darum, Martins Mutter zu vermitteln, dass nicht jedes Kind nach sexuellem Missbrauch eine psychische Störung entwickelt und ihr Sohn aktuell bemerkenswert unbelastet mit der Situation umgehe. Schluchzend berichtet die Mutter, dass sie sich überfordert fühle und gehofft hatte, in der Therapie Hilfe für ihren Sohn zu finden. Die Therapeutin exploriert daraufhin die Belastung der Mutter, wobei sie sich an den Fragebögen Parent Emotional Reaction Questionaire (Cohen & Mannarino, 1996) sowie der Posttraumatic Stress Diagnostic Scale (PDS, deutsche Übersetzung Ehlers, Steil, Winter & Foa, 1996) orientiert. Es zeigt sich, dass Martins Mutter sich für den Missbrauch ihres Sohnes verantwortlich fühlt und seit Monaten unter Schlafstörungen und Nervosität leidet, immer wieder stelle sie sich bildlich vor, wie ihr Sohn missbraucht werde. Ihrer Arbeit könne sei seit circa sechs Monaten nur unregelmäßig nachgehen, sie sei immer wieder krankgeschrieben. Die Therapeutin rät Martins Mutter daher, eine eigene psychotherapeutische Behandlung in Erwägung zu ziehen. Sie bekräftigt die adaptive Bewältigung des Missbrauchs durch Martin und rät dazu, sich auf die Ressourcen Martins zu stützen und von weitergehenden therapeutischen Interventionen abzusehen. Martin selbst reagiert sehr entlastet auf diese Rückmeldung. Nach einigen Wochen erhält die Therapeutin den Anruf eines

Kollegen, der berichtet, er habe ein erstes probatorisches Gespräch mit Martins Mutter gehabt und wünsche sich weitere Informationen zum bisherigen Verlauf. Die Therapeutin ist erleichtert, dass ihre Empfehlung umgesetzt wurde.

5.2 Melina

Vorstellungsanlass

Melina (10 Jahre) wird von ihrer Mutter in der kinder- und jugendpsychiatrischen Institutsambulanz vorgestellt. Hintergrund der Vorstellung ist eine Auflage des zuständigen Jugendamts bei einer bekannten Vorgeschichte eines sexuellen Missbrauchs durch den Vater.

Melina sei im Alter von acht bis neun Jahren über etwas mehr als ein Jahr hinweg von ihrem leiblichen Vater sexuell missbraucht worden. Dies sei erst herausgekommen, als die ebenfalls betroffene, damals 17-jährige Halbschwester (mütterlicherseits) Melinas eine Anzeige gegen ihren Stiefvater, Melinas Vater, erstattet habe. Die Mutter habe von dem Missbrauch nichts gewusst, sei jedoch zunächst gemeinsam mit ihrem Ehemann von der Polizei in Untersuchungshaft genommen worden. Melina und ihre Halbschwester seien in ein Kinderheim gekommen. Der Vater sei inzwischen zu mehreren Jahren Haft verurteilt worden. Die Mutter sei aus der Untersuchungshaft entlassen und die Rückführung der beiden Kinder zu ihr nach wenigen Monaten Heimaufenthalts veranlasst worden. Zum Vater bestehe momentan kein Kontakt, und es sei auch nicht geplant, das zu ändern. Eine der Rückführungsauflagen des Jugendamts sei die kinderpsychiatrische Vorstellung Melinas gewesen.

Aktuelle Symptomatik

Bei der Erstvorstellung in der Institutsambulanz weist der Trauma-Screening-Fragebogen sowohl im Selbsturteil als auch im Fremdurteil der Mutter Auffälligkeiten auf. Im Gespräch berichtet die Mutter dann, dass Melina sehr ängstlich geworden sei. Sie verlasse das Haus nur noch, um zur Schule zu gehen, könne sich schwer von der Mutter trennen, schlafe bei offener Zimmertür und Licht. Sie habe häufig, vor allem in der Zubettgeh-Situation, Bauchschmerzen, könne schlecht einschlafen, sei häufig traurig, weine viel und wolle nicht über den Vater oder den Missbrauch sprechen. In der Schule könne sie sich nur schlecht konzentrieren. Melina selbst erzählt, immer wieder an den Missbrauch denken zu müssen, ihn in inneren Bildern vor sich zu sehen, obwohl sie das überhaupt nicht wolle. Teils passiere das, wenn sie etwas an ihren Vater erinnere, teils komme das jedoch aber auch von selbst. Sie beschreibt eindrücklich, dass sie sich Sorgen um die Mutter mache und deshalb am liebsten bei ihr zu Hause sei. Mit Freundinnen unternehme sie außerhalb der Schule derzeit so gut wie nichts. Melina wirkt sehr schüchtern und zurückhaltend im Kontakt. Ihre Stimmung in der Gesprächssituation ist euthym und auslenkbar. Bei Thematisierung des Missbrauchs und ihres Vaters sind jedoch eine deutliche Belastung sowie Vermeidungstendenzen erkennbar.

Diagnosen

In der sich anschließenden Diagnostikphase bestätigen sich die posttraumatische Stresssymptomatik sowie eine trennungsängstliche Symptomatik. Es wird die Diagnose einer posttraumatischen Belastungsstörung (F43.1) vergeben. Die trennungsängstliche Symptomatik erfüllt nicht die Kriterien einer eigenständigen Störung und wird als neues Phänomen ab dem Alter von etwa 9 Jahren im Zusammenhang mit dem Missbrauch sowie dem mehrmonatigen Heimaufenthalt gesehen. Weiterhin ergibt sich eine kognitive Leistungsfähigkeit im Durchschnittsbereich. Relevante körperliche Erkrankungen sowie Teilleistungsstörungen können ausgeschlossen werden. Insgesamt zeigt sich eine ernsthafte Beeinträchtigung von Melinas Funktionsniveau.

Bedingungsanalyse

Makroebene

Aufgrund der Lerngeschichte der Patientin kann von einer erhöhten Anfälligkeit für psychische Erkrankungen ausgegangen werden. Ab ihrem 8. Lebensjahr war Melina den sexuellen Übergriffen ihres Vaters hilflos ausgesetzt und erlebte in den Missbrauchssituationen Angst, Scham und Schrecken, nach den Übergriffen häufig eine große Traurigkeit. Die unwissende Mutter war ihr keine Hilfe oder Unterstützung, und auch sonst fand die Patientin keinen Schutz vor dem Vater. Förderliche kognitive Überzeugungen von der Welt als sicherem Ort, Erwachsenen als schützenden und vertrauenswerten Personen, sowie der Überzeugung von eigenen Handlungsmöglichkeiten konnten nie aufgebaut werden und begünstigten die Ausbildung der posttraumatischen Symptomatik. Funktionale Copingstrategien konnten nicht erlernt werden. Der mehrmonatige Aufenthalt in einem Kinderheim verstärkte die Unsicherheit hinsichtlich der Verlässlichkeit der Mutter und stellte wiederum eine Situation dar, der Melina hilflos ausgesetzt war und über die sie keine Kontrolle hatte. Die Vermeidung von angstauslösenden Erinnerungen und Reizen verstärkte die Symptomatik negativ im Sinne einer operanten Konditionierung.

Mikroebene

S:	Zubettgeh-Situation, M. versucht einzuschlafen.
O:	siehe oben (Makroebene).
R-kognitiv:	Gedanken an den Vater, Erinnerungen an den Missbrauch, „Warum hat der Papa das mit mir gemacht?“.
R-emotional:	Angst, Traurigkeit.
R-physiologisch:	Bauchschmerzen, Anspannung, Herzklopfen.
R-Verhalten:	Weinen, zur Mutter gehen, um Wärmflasche bitten, verweigern, mit der Mutter über den Missbrauch zu reden.
Konsequenzen kurzfristig:	Zuwendung der Mutter (C+), Nachlassen der Anspannung und Angst durch die Zuwendung der Mutter (C–).

Konsequenzen langfristig: Generalisierung der Symptomatik (C–), Verstärkung des erneuten Aufstehens nach dem Zubettgehen (C–), Verstärkung der Bauchschmerz-Symptomatik (C–), weiterhin Vermeidung von angst-/spannungsauslösenden Reizen und der Auseinandersetzung mit den traumatischen Ereignissen (C–), Aufrechterhaltung und Stabilisierung der Einschlafschwierigkeiten (C–).

Therapieverlauf

Bei der Befundrückmeldung wird eine Überleitung an die spezialisierte Traumaambulanz mit dort stattfindender störungsspezifischer, traumafokussierter Psychotherapie empfohlen, worauf sich sowohl Melina als auch die Mutter gut einlassen können. Im Einverständnis mit der Mutter werden Diagnose und Behandlungsempfehlung dem Jugendamt zurückgemeldet.

Aufgrund der bereits vorliegenden Anamnese und Befunde kann die Therapie recht schnell eingeleitet und nach kurzer Kennenlernphase bereits mit der Psychoedukation zu den Themen PTBS und sexueller Kindesmissbrauch begonnen werden. Es ist eindrücklich, wie sehr das „Normalisieren“ von Melinas Symptomatik und das Einordnen in das Störungsbild einer PTBS sowohl Mutter als auch Tochter entlasten. Bei der Psychoedukation zu sexuellem Missbrauch zeigen sich bei Melina ausgeprägte Vermeidungstendenzen. Über die sachliche, zunächst von ihrer Erfahrung losgelöste Ebene des Sprechens über sexuellen Kindesmissbrauch im Allgemeinen, das noch nicht explizit ihre eigene Geschichte beinhaltet, gelingt es jedoch, mit ihr eine erste Stufe der Konfrontation zu erreichen.

Im weiteren Verlauf werden mit Melina die Komponenten der traumafokussierten Kognitiven Verhaltenstherapie (Tf-KVT) laut Manual durchgeführt. Beim Modul zur Emotionsdifferenzierung und -wahrnehmung beschreibt Melina eindrücklich ihre Angst vor einem erneuten sexuellen Missbrauch bspw. durch den Vater einer ihrer Freundinnen oder auch fremde Männer in der Stadt etc. Aus dieser Angst erklärt sich auch Melinas Rückzugsverhalten. Aus diesem Grund wird das Modul zum Sicherheitsverhalten im zeitlichen Verlauf nach vorn gezogen. Gemeinsam mit Melina wird eine Differenzierung sicherer und potenzieller Gefahrensituationen sowie ein „Sicherheitsplan“ erarbeitet. Handlungsweisen wie das Absetzen eines Notrufs bzw. das Aufzeigen und Durchsetzen der eigenen Grenzen („Nein sagen“) werden im Rollenspiel geübt. Dies hat einen sehr positiven Effekt auf Melina. Im Verlauf nehmen ihre Ängste deutlich ab, sie trifft sich wieder mit Freundinnen, geht mehr aus dem Haus, schläft bei geschlossener Tür. Beim Erstellen des Traumanarrativs zeigt Melina erneut Vermeidungsverhalten. Mithilfe einer Wiederholung der Psychoedukation kann Melina motiviert werden, ihre Geschichte aufzuschreiben. Die Beschreibung ihres schlimmsten Moments, des ersten Missbrauchsereignisses durch den Vater, ist für Melina sehr anstrengend. Die Beschreibung entsteht stockend Satz für Satz. Nach jedem kleinen Informationsbruchstück wird Melina durch Lob verstärkt, sodass sie es schließlich schafft, den schlimmsten Moment zu erzählen und zu Papier zu bringen. Nach dieser Therapiesitzung zeigt sich eine deutliche Reduktion der Symptomatik (weniger Wiedererleben, weniger Vermeidung, bessere Stimmung). Die Fertigstellung des Narrativs gelingt Melina ab da mühelos, sie hat sichtlich Freude daran.

In den begleitenden Elternstunden wird mit Melinas Mutter zunächst an ihren Erziehungsfertigkeiten gearbeitet. Für die Mutter ist es sehr schwierig, konsequent mit Melina zu sein, sie auch mal zu maßregeln, da sie sie aufgrund ihrer schlimmen Erlebnisse fortan am liebsten „in Watte packen" würde. Melina beginnt bereits, dies auszunutzen, macht immer häufiger keine Hausaufgaben etc. Es gelingt, der Mutter anhand der Erarbeitung kurz- und langfristiger Folgen ihrer Handlungsweisen in einer Vierfeldertafel aufzuzeigen, dass das, was zwar gut gemeint ist, langfristig negative Auswirkungen für ihre Tochter hätte. Die Mutter kann diese Erkenntnis im Alltag schrittweise umsetzen, und es gelingt ihr immer besser, Melina gegenüber auf unterstützende Art konsequent zu bleiben. Ein weiteres großes Thema der Elternarbeit ist die Auflösung der Vorwürfe, die sich die Mutter selbst macht, den Missbrauch nicht bemerkt und verhindert zu haben. Mit kognitiven Methoden können die Missbrauchsereignisse in der Familie durch die Mutter neu bewertet werden, und die Selbstvorwürfe nehmen ab.

Therapieabschluss

Am Ende kann die Therapie erfolgreich abgeschlossen werden. Melina weist nur mehr eine minimale Symptomatik auf, was sich sowohl im klinischen Eindruck als auch in der standardisierten Diagnostik am Ende der Therapie zeigt. Dysfunktionale Kognitionen konnten aufgelöst und Copingstrategien aufgebaut werden. Die Trennungsängstlichkeit sowie pathologische Ängste vor Männern sind nicht mehr vorhanden. Bei einem Katamnese-Termin ein halbes Jahr nach Therapieende zeigt sich eine stabile Remission der posttraumatischen Belastungsstörung.

5.3 Susanne

Susanne (13 Jahre) wird von ihrer Pflegemutter wegen seit ca. drei Monaten eskalierender Schwierigkeiten vorgestellt. Sie habe eine plötzliche Aversion gegen das Waschen ihrer Haare, schreie und schlage um sich, wenn man sie zum Haarewaschen zwingen möchte. Susanne kämme die Haare lange und habe sich im Drogeriemarkt Entfettungspuder für das Haar gekauft. Sie sei ansonsten sehr reinlich, dusche sich auch. Sie sei sehr empfindlich, vor allem gegenüber dem leiblichen Sohn (17 Jahre) der Familie und dem Pflegebruder (15 Jahre), zeige starke Stimmungsschwankungen, habe sich zweimal im Pulsaderbereich selbst verletzt. Die Pflegemutter mache sich Sorgen und möchte abgeklärt haben, ob es sich noch um normale Pubertätsschwierigkeiten handele, oder ob schon überwunden geglaubte Probleme aus der schwierigen Situation in der Herkunftsfamilie nun im Rahmen der Pubertätsentwicklung wieder neu ausgebrochen seien. Aus der Realschule, wo Susanne die 7. Klasse besucht, wird ein zunehmender sozialer Rückzug berichtet. Susanne melde sich weniger, habe aber schriftlich unverändert mittelmäßige Leistungen. Die Pflegemutter wünscht sich Diagnostik, Beratung und gegebenenfalls eine Kurzzeittherapie zur Stabilisierung.

Susanne sitzt während der Präsentation der Problematik mit gesenktem Blick im Behandlungszimmer und kommentiert die Angaben ihrer Pflegemutter nicht. Auf Nachfrage, ob sie auch ein eigenes Interesse an der Abklärung der Symptomatik habe, nuschelt sie „ja … nein … vielleicht …“. Schließlich willigt sie ein und sagt, es sei schon so, wie die Pflegemutter sage, dass sie es irgendwie nicht mehr fertigbringe, Wasser oder Feuchtigkeit an ihrem Haar zu ertragen.

Routinemäßig waren diverse Screening-Fragebögen, darunter YSR, CBCL und ein Traumascreeningbogen (CATS) ausgegeben worden, und die Angaben von Susanne führen zu auffälligen Werten im Bereich des internalisierenden Verhaltens. In den Angaben der Pflegemutter sind sowohl die internalisierenden als auch die externalisierenden Symptome leicht erhöht. Im CATS macht Susanne Angaben zur häuslichen Gewalt, die sie in ihrer Herkunftsfamilie über mehrere Jahre erlebt habe. Sie sei auch selbst massiv von ihrem alkoholkranken Vater geschlagen worden.

Im Einzelgespräch nimmt sie Bezug auf den Fragebogen und fragt die Therapeutin, ob denn solche Dinge häufig vorkommen. Auf Nachfrage, was für Dinge sie meine, meint sie: „Na, eben so häusliche Gewalt oder sexuelle Übergriffe.“ Auf die bestätigende Antwort hin möchte sie wissen, ob andere Jugendliche in der Therapie lange brauchen, um darüber sprechen zu können, sie habe nämlich eine Freundin, die etwas Schlimmes erlebt habe, schon längere Zeit in Therapie sei und es dort nicht anspreche. Während sie die Situation ihrer Freundin schildert und die Therapeutin damit etwas ungeduldig macht, wirkt sie seltsam stark affektiv beteiligt. Schließlich schlägt die Therapeutin vor, sich doch jetzt einmal Susannes eigenen Problemen zuzuwenden und bittet Susanne zu beschreiben, wann genau die Problematik angefangen habe und alles zu schildern, was zu dieser Zeit gewesen sei. Relativ unvermittelt schildert Susanne dann, dass ihre Brüder (der leibliche Sohn der Familie und der Pflegebruder) sich mit ihr im Hobbykeller eingeschlossen hätten, sie befummelt und sie aufgefordert hätten, sie am Glied zu berühren. Schließlich habe der ältere Junge so lange an seinem Penis herumgemacht, bis er seinen Samen in ihr Haar gespritzt habe. Er habe den Pflegebruder aufgefordert, es auch zu tun und habe ihn immer wieder als Wichser bezeichnet. Schließlich habe ihr älterer Bruder ihr gesagt, sie solle mit den Pflegeeltern nicht darüber reden, man würde ihr ohnehin nicht glauben. Er sei der wirkliche Sohn der Familie, und wenn sie nur ein Sterbenswörtchen sage, wäre klar, dass nicht er, sondern sie in ein Heim komme. Die beiden Jungen seien dann gegangen. Sie habe sich sehr geschämt, sei Duschen gegangen und habe unter der Dusche mit dem Rasierer des Bruders versucht, sich zu schneiden. Es habe etwas geblutet, aber nicht schlimm. Seit dieser Zeit sei es ihr unmöglich, die Haare zu waschen oder Haarewaschen zuzulassen. Es sei ihr peinlich, so ein Schwein zu sein, aber sie habe Angst, ohnmächtig zu werden, völlig die Kontrolle zu verlieren, wenn sie sich die Haare wasche. Die Pflegemutter habe dies sehr bald gemerkt und sie mehrfach aufgefordert, ihre Haare zu richten. Schließlich sei es zu einer heftigen Auseinandersetzung gekommen, und die Pflegemutter habe versucht, sie mit Gewalt abzuduschen, habe dabei auch ihre Kleider nass gemacht und schließlich mehr schlecht als recht die Haare gewaschen. Das Ganze habe in beiderseitigen Tränen geendet, seither habe sie ihre Haare nicht mehr gewaschen, nur gekämmt und gepudert. Susanne bittet ihre Therapeutin, ihrer Pflegemutter nichts davon zu sagen, da sie befürchtet, sonst die Familie verlassen zu müssen. Auf Nachfrage berichtet sie, dass danach keine weiteren Übergriffe erfolgt seien und dass sie sich aktuell auch weder durch den Pflegebruder noch durch den leiblichen Sohn der Familie bedroht fühle. Mehrmals betont sie, dass sie Angst habe, die Pflegefamilie verlassen zu müssen und dass sie einfach nicht wisse, wie es weitergehen solle. Weil sie irgendwann ja die Haare wieder waschen müsse, sie würde es aber einfach nicht fertigbringen. Da die Zeit schon weit fortgeschritten ist und die Pflegemutter vor der Tür wartet, wird das Gespräch nach der Vereinbarung eines weiteren Termins in derselben Woche zunächst beendet.

Zum nächsten Termin kommt Susanne wieder in Begleitung der Pflegemutter, die etwas aufdringlich darauf besteht, zunächst noch einmal kurz die Therapeutin allein zu sprechen. Sie fragt, was die Therapeutin mit dem Kind gemacht habe, Susanne sei nach dem ersten Termin sehr bedrückt gewesen, und die Pflegemutter habe den Eindruck, das Ganze würde sie sehr belasten. Die Notwendigkeit einer weiteren Exploration wird verdeutlicht, und schließlich lässt sich die Pflegemutter überzeugen, nachdem sie Susanne mehrfach gefragt hat, ob sie nicht doch lieber beim Gespräch dabei sein soll, Susanne noch einmal mit der Therapeutin sprechen zu lassen.

Die Therapeutin knüpft an den Bericht vom Ereignis an und versichert Susanne, dass dies nicht ihre Schuld gewesen sei, dass die Verantwortung bei den Jungen, insbesondere beim Ältesten, liege, und dass es wichtig sei, jetzt zu überlegen, wie definitiv eine Situation hergestellt werden könne, in der sie sich wieder wohl und sicher fühlen könne, weil erst dann auch wirklich eine Chance bestehe, das Problem mit dem Haarewaschen anzugehen. Susanne betont noch einmal, dass sie nicht möchte, dass die Pflegemutter davon erfahre, weil sie denke, dass der ältere Junge die Situation richtig einschätze und sie ihr nicht glauben werde. Susanne berichtet auch, sie habe mit ihrer besten Freundin darüber gesprochen, welche ihr geraten habe, zur Polizei zu gehen und den Jungen anzuzeigen. Das wolle sie aber auf keinen Fall. Die Freundin habe gemeint, der Junge komme dann vielleicht in Untersuchungshaft, und dann habe sie ja zunächst einmal auf jeden Fall Ruhe. Susanne möchte wissen, ob dies tatsächlich so ist, und die Therapeutin erklärt ihr, dass in der Regel zunächst ermittelt wird, und dass ein Jugendlicher, der nicht schon wegen anderer Dinge polizeilich aufgefallen ist, wegen dieser Handlung wahrscheinlich nicht in Untersuchungshaft kommen werde. Die Therapeutin besteht dann darauf, mit Susanne zu besprechen, unter welchen Bedingungen die Pflegemutter eingeweiht werden kann. Sie erzählt auch, dass sie, wie zu Beginn der ersten Stunde gesagt, zwar unter Schweigepflicht stehe, dass sie sich aber schon sehr genau überlegen müsse, ob hier eine Situation gegeben sei, in der es wichtig wäre, das Jugendamt zu informieren. Sie wolle sich darüber mit einer Fachkraft vom Jugendamt austauschen, wenn Susanne weiterhin nicht bereit sei, das Ganze mit der Pflegemutter offen anzusprechen.

Nach dem Gespräch erhält die Pflegemutter in Übereinstimmung mit Susanne nur die Information, dass sie sich darauf geeinigt hätten, dass Susanne in der nächsten Woche noch zweimal kommen solle. Danach wäre es dann möglich, in einem Gespräch die diagnostischen Ergebnisse zusammenzufassen und gemeinsam zu überlegen, wie es weitergehen solle. In der nächsten Woche erscheint Susanne nicht zum vereinbarten Termin. Die Therapeutin überlegt, ob sie in der Pflegefamilie anrufen soll, hat aber das Gefühl, dass dies vom Mädchen als Vertrauensmissbrauch oder als Petzen verstanden werden könnte und beschließt, den zweiten vereinbarten Termin abzuwarten, um nochmals zu versuchen, Susanne zu motivieren, die ganze Situation mit der Pflegemutter zu besprechen.

Einstweilen versucht die Therapeutin, vom Jugendamt eine insoweit erfahrene Fachkraft genannt zu bekommen. Man erklärt ihr, dies sei nicht so einfach. Zwar sei der Kinderschutzbund für solche Fälle zuständig, aber man könne doch auch direkt darüber sprechen, sie beim Jugendamt seien ja auch Fachkräfte. Dies ist der Therapeutin aber nicht recht, und sie lehnt dies ab. Es gelingt ihr nicht, einen Gesprächstermin mit einer insoweit erfahrenen Fachkraft zu vereinbaren.

Am nächsten Tag erscheint unangemeldet die Kriminalpolizei in ihrer Praxis und verlangt die Herausgabe der Patientenunterlagen. Auf die Nachfrage der Therapeutin wird mitgeteilt, dass die Familie einer Mitschülerin Strafanzeige gegen den älteren Pflegebruder gestellt habe. Die Mitschülerin habe auch berichtet, dass sich Susanne bei der Therapeutin in Behandlung befinde. Auf Nachfrage wird bestätigt, dass eine Entbindung von der Schweigepflicht nicht vorliege, man sei aber wegen Gefahr im Verzug dringend darauf angewiesen, jetzt die Akten zu bekommen, um Verdunkelung zu vermeiden. Die Therapeutin verweigert die Herausgabe der Akten und erkundigt sich danach, was passiert sei. Die Polizistin sagt, dass sie über Ermittlungsergebnisse natürlich nichts sagen könne, sowohl der Junge als auch Susanne seien vernommen worden, man habe dann das Jugendamt informiert, und das Jugendamt habe Susanne in einer Inobhutnahmestelle untergebracht.

Nachdem die Kriminalpolizei gegangen ist, versucht die Therapeutin, die zuständige Sachbearbeiterin beim Jugendamt zu erreichen, die ihr mitteilt, dass sie ihr Handeln ziemlich unverantwortlich finde, schließlich seien neben Susanne noch andere Pflegekinder in der Familie gewesen, die sie jetzt alle habe herausnehmen müssen; man könne doch nicht als Therapeutin von einer solchen Gefährdung hören und nicht reagieren. Der Amtsvormund des Mädchens würde einer weiteren Behandlung bei der Therapeutin nicht zustimmen, vielmehr sei geplant, sie in einer Einrichtung zu platzieren, in der es spezifische Angebote für sexuell viktimisierte Mädchen gebe.

Noch Wochen beschäftigt der Fall die Therapeutin, sie fragt sich, was sie hätte anders oder besser machen sollen. Sie spricht den Fall auch in einer kollegialen Intervisionsgruppe an, wo man ihr sagt, das sei halt manchmal bei diesen Fällen so, dass man machen könne, was man wolle, und nichts führe zum Erfolg. Es seien so viele unkontrollierbare Faktoren etc.

Circa zwei Jahre später erhält die Therapeutin eine Anfrage vom Versorgungsamt mit einer Schweigepflichtsentbindung durch den Vormund des Mädchens mit der Bitte um Übermittlung der damaligen Anamneseergebnisse und Befunde. Sie ist froh, dass sie in der damaligen Situation alles relativ detailliert dokumentiert hat, einen Befundbericht oder eine Epikrise hatte sie wohl nicht verfasst, da ja keine richtige Behandlung begonnen oder abgeschlossen worden war. Aber sie konnte der Opferentschädigungsgutachterin anhand ihrer damaligen Aufzeichnungen relativ detailliert den Ablauf und auch die Aussagenanamnese schildern. Von der Gutachterin erfuhr sie auch, dass das Mädchen einen hochproblematischen Verlauf genommen habe und nach der Inobhutnahme in der Mädcheneinrichtung sich immer stärker selbst verletzt und auch zwei Suizidversuche durchgeführt habe. Das Strafverfahren gegen den strafmündigen, aber ebenfalls noch minderjährigen, bisher unbescholtenen leiblichen Sohn der Pflegefamilie sei wegen der Geringfügigkeit der Handlung eingestellt worden. Dennoch bestehe aufgrund der relativ schwerwiegenden Folgesymptomatik ein Anspruch nach dem Opferentschädigungsgesetz, wenn sich der kausale Zusammenhang zwischen den jetzigen Problemen und der Tat belegen lasse. Nach dem Gespräch mit der Gutachterin denkt die Therapeutin, dass eigentlich alles so gekommen ist, wie es das Mädchen befürchtet hat, dass nicht nur Susanne, sondern auch der Pflegebruder aus einer an sich förderlichen Situation genommen wurden und dass die weiteren Schritte eigentlich den ursprünglichen Schaden durch die sexuellen Handlungen noch massiv gemehrt haben.

5.4 David

Der mittlerweile 17-jährige David wuchs bis zum Ende des 2. Lebensjahres bei bis dahin unauffälliger Entwicklung bei seinen beiden leiblichen Eltern auf. Als er 2 Jahre alt war, suizidierte sich seine Mutter aus nicht geklärten Gründen. David blieb bei seinem Vater. Mit Eintritt in den Kindergarten im Alter von 3 Jahren fiel eine Sprachentwicklungsverzögerung auf, die zu leichten Schwierigkeiten in der Interaktion mit Gleichaltrigen führte. Wegen der Sprachentwicklungsverzögerung erfolgte im Alter von 6 Jahren die Einschulung auf einer Sprachheilschule. Aufgrund der positiven Entwicklung wechselte David zur 3. Klasse auf eine reguläre Grundschule, anschließend auf die Mittelschule. Dort kam es im Laufe der 5. Klasse zu vermehrtem Schulabsentismus, woraufhin sich der Vater auf Druck der Schule an das Jugendamt wandte. Eine sozialpädagogische Familienhilfe wurde installiert, konnte diese Situation jedoch nicht entscheidend verbessern. Im häuslichen Rahmen fiel ein deutlich oppositionelles Verhalten von David auf sowie eine nur unzureichende Grenzsetzung durch den Vater. Aufgrund der anhaltenden Schulverweigerung erfolgte im Alter von 12 Jahren eine stationäre kinder- und jugendpsychiatrische Behandlung. Dort wurde die Diagnose einer Störung des Sozialverhaltens (ICD-10: F91.3) bei durchschnittlicher Intelligenz gestellt. Aufgrund der geringen familiären Ressourcen wurde die Unterbringung in einer Einrichtung der Jugendhilfe empfohlen, um den Schulbesuch zu sichern. Im Alter von 13 Jahren erfolgte die Unterbringung in einer Jugendhilfeeinrichtung. Dort zeigte David ein eher überangepasstes, sozial unsicheres Verhalten. Kontakt zu älteren und gleichaltrigen Jugendlichen mied er, suchte eher die Nähe zu jüngeren Kindern. Der Schulbesuch funktionierte problemlos. Im Alter von 14 Jahren kam es dann zu einem sexuellen Übergriff gegenüber einem 8-jährigen Jungen. David hatte diesen zu sich in sein Zimmer zum Spielen eingeladen, dann den Jungen überredet, sich die Hose auszuziehen, sich ebenfalls ausgezogen und versucht, Analverkehr mit ihm zu haben. Als der Junge Schmerzen angab, beendete David seine Handlungen.

Den Betreuern der Einrichtung fiel auf, dass sich das Opfer an diesem Tag sehr unruhig zeigte, und auf Ansprache durch die Betreuer berichtete der Jungen von dem Übergriff. David leugnete die Übergriffe zunächst, wurde aber vorübergehend in eine andere Wohngruppe verlegt. Nach einem Monat erfolgte ein Wechsel der Unterbringung, und David kam in eine Pflegefamilie. Weitere Maßnahmen erfolgten nicht. In der Pflegefamilie verhielt sich David unauffällig, besuchte die Schule regelmäßig, hatte aber wenige Sozialkontakte. Im Alter von 15 Jahren kam es erneut zu sexuell übergriffigem Verhalten. David überredete einen 7-jährigen Nachbarsjungen, den er zum Spielen eingeladen hatte, sich auszuziehen und fasste diesen dann an dessen Penis an. Als der Junge sagte, David solle das nicht machen, hörte David auf. Der Junge berichtete später seiner Mutter davon. Bei Konfrontation mit der Tat leugnete David diese zunächst. Allerdings fand man auf seinem Handy auch Fotos von dem Nachbarsjungen, die diesen nackt zeigten und während eines Schwimmbadbesuchs aufgenommen wurden. Erneut folgte ein Wechsel der Pflegefamilie. Diesmal wurde allerdings auch eine ambulante Psychotherapie eingeleitet und Anzeige erstattet. Auch in der neuen Pflegestelle zeigte sich David angepasst, er besuchte die Schule regelmäßig. Im Gegensatz zur letzten Pflegeunterbringung gelang es ihm jedoch, auch mithilfe der begleitenden Psychotherapie, in der neuen Schule stärkeren Kontakt zu Gleichaltrigen aufzubauen. Als Folge der Anzeigenerstattung erfolgt eine kinder- und jugendpsychiatrische Begutachtung von David zur Frage der Schuldfähigkeit und der Strafreife. Hierbei zeigte sich, dass das sexuell übergriffige Verhalten im Wesentlichen nicht auf eine sexuelle Präferenz für Kinder beruhte, sondern aus dem Wunsch nach sexuellen Erfahrungen und Ausprobieren bei gleichzeitiger ausgeprägter sozialer Unsicherheit und schlechter sozialer Integration in die Gruppe der Gleichaltrigen. Auch in der ambulanten Psychotherapie zeigten sich diese Schwierigkeiten. Dementsprechend wurde dort vor allem an der sozialen Kompetenz gearbeitet und David bei der Integration in die Gruppe der Gleichaltrigen unterstützt. Gleichzeitig zeigte sich, dass David nur unzureichend sexuell aufgeklärt war und vor allem über unreflektierte Informationen aus dem Internet (insbesondere aufgrund pornografischen Materials) verfügte. In Zusammenarbeit mit der aktuellen Pflegefamilie erfolgte daher eine sexualpädagogische Aufklärung. Die weitere Entwicklung von David ist als positiv zu bewerten. Er hat seinen Schulabschluss erreicht, einen stabilen Freundeskreis, eine gleichaltrige Freundin und plant den Beginn einer Ausbildung.

5.5 Kevin

Kevin (13,5 Jahre) wird von der Polizei in eine Klinik für Kinder- und Jugendpsychiatrie gebracht, da er in den letzten Wochen mehrfach in einem Waldstück bei einem Villenvorort exhibiert haben und in der letzten Woche zwei Schülerinnen mit vorgehaltener Waffe bedroht und zum Sexualverkehr genötigt haben soll. Der eher überdurchschnittlich begabte Junge ist wegen sozialer Kontaktschwierigkeiten, zunehmendem Rückzug und Depression seit über einem Jahr in Kinder- und Jugendlichenpsychotherapie. Er verbringt viel Zeit im Internet. Seine alleinerziehende Mutter gibt an, keine Kontrolle darüber haben zu können und zu wollen, was er dort mache. Kevin hat ein spezifisches Interesse an Handfeuerwaffen, besitzt mehrere

Nachbildungen und hat eine davon auch schon mehrfach in die Therapiestunde mitgebracht. Kevin hat eine gewisse Zeit überlegt, einem Schützenverein beizutreten, hat aber dann davon Abstand genommen. Da Kevin mit unter 14 Jahren noch nicht strafmündig ist, erwartet die Polizei von der psychiatrischen Aufnahme einen Schutz potenzieller Opfer sowie eine Behandlung des Exhibitionismus und des übergriffigen Verhaltens, welches bislang weder den Eltern, noch der behandelnden Kinder- und Jugendlichenpsychotherapeutin bekannt war. Sehr stark betont die Polizei den Sicherungsaspekt. Zum Zeitpunkt der Aufnahme ist der Junge tief beschämt, möchte nicht, dass seine Eltern informiert werden bzw. bei der Therapeutin nachgefragt wird. In der weiteren Exploration zeigt sich, dass er akute Selbstmordabsichten äußert, sodass eine engmaschige Überwachung und Schutzmaßnahmen notwendig werden. Erst nachdem diese hoch labile Phase mit massiver Selbstgefährdung in einem eng kontrollierenden, stationären Milieu überstanden ist, können unter Einbezug der Eltern und der vorbehandelnden Therapeutin der weitere Verlauf der stationären Behandlung und mögliche Anschlussmaßnahmen diskutiert werden. Schließlich kommt Kevin, im Anschluss an die 4-monatige stationäre Behandlung in einer Klinik für Kinder- und Jugendpsychiatrie, in eine stationäre Jugendhilfeeinrichtung, relativ weit weg von seinem Zuhause, da eine Gruppe um die Eltern eines der betroffenen Mädchen mit Plakaten und Versammlungen an seinem Wohnort gegen ihn und seine Rückkehr ins häusliche Milieu mobilisiert hat.

Jugendliche, ob strafmündig oder nicht, sind oft extrem beschämt, wenn ihre Sexualstraftaten ans Licht kommen, eine Welt bricht zusammen. In dieser Phase massiver Beschämung und Kränkung besteht häufig eine akute Suizidgefahr, sodass nicht eine „Tätertherapie", der Schutz vor Fremdgefährdung, sondern zunächst der Schutz vor Selbstgefährdung therapeutisch im Mittelpunkt steht. Nicht nur bei Betroffenen sexueller Gewalt, sondern auch bei jugendlichen Angeschuldigten sollte eine eventuell bestehende Suizidalität stets exploriert werden.

6 Literatur

Ackard, D.M. & Neumark-Sztainer, D. (2002). Date violence and date rape among adolescents: Associations with disordered eating behaviors and psychological health. *Child Abuse & Negelct, 26,* 455–473. http://doi.org/10.1016/S0145-2134(02)00322-8

Aebi, M., Vogt, G., Plattner, B., Steinhausen, H.C. & Bessler, C. (2012). Offender types and criminality dimensions in male juveniles convicted of sexual offenses. *Sexual Abuse: A Journal of Research and Treatment, 24,* 265–288. http://doi.org/10.1177/1079063211420449

Alanko, K., Salo, B., Mokros, A. & Santtila, P. (2013). Evidence for heritability of adult men's sexual interest in youth under age 16 from a population-based extended twin design. *Journal of Sexual Medicine, 10,* 1090–1099. http://doi.org/10.1111/jsm.12067

Allen, B., Tellez, A., Wevoda, A., Woods, C.L. & Percosky, A. (2014). The impact of sexual abuse committed by a child on mental health in adulthood. *Journal of Interpersonal Violence, 29,* 2257–2272. http://doi.org/10.1177/0886260513517550

Allroggen, M., Rau, T. & Fegert, J.M. (2012). Sexuelle Übergriffe von Jugendlichen und Heranwachsenden auf Jugendliche. *Zeitschrift für Psychiatrie, Psychologie und Psychotherapie, 60,* 1–6. http://doi.org/10.1024/1661-4747/a000096

Allroggen, M., Rau, T. & Fegert, J.M. (2014). Sexuell belästigendes Verhalten unter Schülern – Häufigkeit, Entstehungsbedingungen und Handlungsoptionen. *Deutsche Medizinische Wochenschrift, 139,* 89–93. http://doi.org/10.1055/s-0033-1349659

Amand, A.S., Bard, D.E. & Silovsky, J.F. (2008). Meta-analysis of treatment for child sexual behavior problems: Practice elements and outcomes. *Child Maltreatment, 13,* 145–166. http://doi.org/10.1177/1077559508315353

American Psychiatric Association. (2013). *Diagnostic and statistical manual of mental disorders* (5th ed.). Arlington, VA: American Psychiatric Publishing.

American Psychiatric Association. (2015). *Diagnostisches und Statistisches Manual Psychischer Störungen – DSM-5* (Deutsche Ausgabe herausgegeben von Peter Falkai und Hans-Ulrich Wittchen, mitherausgegeben von Manfred Döpfner et al.). Göttingen: Hogrefe.

Amstadter, A.B. & Vernon, L.L. (2008). A preliminary examination of thought suppression, emotion regulation, and coping in a trauma-exposed sample. *Journal of Aggression, Maltreatment & Trauma, 17* (3), 279–295. http://doi.org/10.1080/10926770802403236

Andersen, S.L., Tomada, A., Vincow, E.S., Valente, E., Polcari, A. & Teicher, M.H. (2008). Preliminary evidence for sensitive periods in the effect of childhood sexual abuse on regional brain development. *Journal of Neuropsychiatry & Clinical Neurosciences, 20* (3), 292–301.

Arata, C.M. (1998). To tell or not to tell: Current functioning of child sexual abuse survivors who disclosure their victimization. *Child Maltreatment, 3* (1), 63–71. http://doi.org/10.1177/1077559598003001006

Baier, D. (2008). *Entwicklung der Jugenddelinquenz und ausgewählter Bedingungsfaktoren seit 1998 in den Städten Hannover, München, Stuttgart und Schwäbisch Gmünd (Forschungsberichte Nr. 104).* Hannover: Kriminologisches Forschungsinstitut Niedersachsen e.V. (KFN).

Barth, J., Bermetz, L., Heim, E., Trelle, S. & Tonia, T. (2013). The current prevalence of child sexual abuse worldwide: A systematic review and meta-analysis. *International Journal of Public Health, 58* (3), 469–483. http://doi.org/10.1007/s00038-012-0426-1

Beier, K.M., Bosinski, H.A.G. & Loewit, K. (2005). *Sexualmedizin* (2. Aufl.). München: Elsevier.

Beier, K.M. & Loewit, K. (2011). *Praxisleitfaden Sexualmedizin: Von der Theorie zur Therapie.* Berlin: Springer. http://doi.org/10.1007/978-3-642-17162-8

Bender, D. & Lösel, F. (2002). Risiko- und Schutzfaktoren in der Ätiologie und Bewältigung von Misshandlung und Vernachlässigung. In D. Bange & W. Körner (Hrsg.), *Handwörterbuch Sexueller Missbrauch* (S. 493–501). Göttingen: Hogrefe.

Berliner, L. & Goldbeck, L. (2014). *Child and Adolescent Trauma Screening Questionnaire (CATS).* Zugriff am 02.09.2016. Verfügbar unter http://treatchildtrauma.de/cats-child-and-adolescent-trauma-screening-free-download/

Berner, W. (2013). Sexueller Missbrauch – Epidemiologie und Phänomenologie. In T. Stompe, W. Laubichler & H. Schanda (Hrsg.), *Sexueller Kindesmissbrauch und Pädophilie* (S. 1–1). Berlin: MWV.

Blanchard, R., Klassen, P., Dickey, R., Kuban, M.E. & Blak, T. (2001). Sensitivity and specificity of the phallometric test for pedophilia in nonadmitting sex offenders. *Psychological Assessment, 13* (1), 118–126. http://doi.org/10.1037/1040-3590.13.1.118

Bonner, B.L., Walker, C.E. & Berliner, L. (1999). *Children with sexual behavior problems: Assessment and treatment* (Final Report. Grant No. 90-CA-1469). Washington, DC: National Clearinghouse on Child Abuse and Neglect.

Borduin, C.M., Schaeffer, C.M. & Heiblum, N.A. (2009) Randomized clinical trial of multisystemic therapy with juvenile sexual offenders: effects on youth social ecology and criminal activity. *Journal of Consulting and Clinical Psychology, 77,* 26–37. http://doi.org/10.1037/a0013035

Brewin, C.R., Rose, S., Andrews, B., Green, J., Tata, P., McEvedy, C. et al. (2002). Brief screening instrument for post-traumatic stress disorder. *British Journal of Psychiatry, 181* (2), 158–162.

Brown, J.D. & L'Engle, K.L. (2009). X-Rated. Sexual attitudes and behaviors associated with U.S. early adolescents' exposure to sexually explicit media. *Communication Research, 36,* 129–151. http://doi.org/10.1177/0093650208326465

Bundesministerium des Innern (Hrsg.). (2015). *Polizeiliche Kriminalstatistik 2014.* Bonn: BMI.

Bundeszentrale für gesundheitliche Aufklärung (BZgA). (Hrsg.). (2010). *Jugendsexualität 2010. Repräsentative Wiederholungsbefragung von 14–17 Jährigen und ihren Eltern – aktueller Schwerpunkt Migration. Ergebnisse der aktuellen Repräsentativbefragung.* Köln: BZgA.

Bundeszentrale für gesundheitliche Aufklärung (BZgA). (Hrsg.). (2013). *Jugendsexualität im Internetzeitalter. Eine qualitative Studie zu sozialen und sexuellen Beziehungen von Jugendlichen.* Köln: BZgA.

Burgsmüller, C. (2015). Straftaten gegen die sexuelle Selbstbestimmung nach dem 13. Abschnitt des Strafgesetzbuches (StGB). In J.M. Fegert, U. Hoffmann, E. König, J. Niehues & H. Liebhardt (Hrsg.), *Sexueller Missbrauch von Kindern und Jugendlichen – Ein Handbuch zur Prävention und Intervention für Fachkräfte im medizinischen, psychotherapeutischen und pädagogischen Bereich* (S. 51 – 62). Heidelberg: Springer.

Burton, D.L., Miller, D.L. & Shill, C.T. (2002). A social learning theory comparison of the sexual victimization of adolescent sexual offenders and nonsexual offending male delinquents. *Child Abuse and Neglect, 26,* 893–907. http://doi.org/10.1016/S0145-2134(02)00360-5

Bussmann, K.D. (2008). *Auswirkungen eines gesetzlichen Verbots von Gewalt in der Erziehung im europäischen Vergleich.* Halle/Berlin: Martin-Luther-Universität, Juristische und Wirtschaftswissenschaftliche Fakultät.

Cantor, J.M., Kabani, N., Christensen, B.K., Zipursky, R.B., Barbaree, H.E., Dickey, R. et al. (2008). Cerebral white matter deficiencies in pedophilic men. *Journal of Psychiatric Research, 42,* 167–183. http://doi.org/10.1016/j.jpsychires.2007.10.013

Chaffin, M., Berliner, L., Block, P., Cavanagh-Johnson, T., Friedrich, W.N., Garza-Louis, D. et al. (2006). *Report of the task force on children with sexual behavior problems*. Beaverton, OR: Association for the Treatment os Sexual Abusers (ATSA).

Christiansen, A.K. & Vincent, J.P. (2013). Characterization and prediction of sexual and non-sexual recidivism among adjudicated juvenile sex offenders. *Behavioral Sciences & the Law, 31,* 506–529. http://doi.org/10.1002/bsl.2070

Cicchetti, D. (2010). Resilience under conditions of extreme stress: a multilevel perspective. *World Psychiatry, 9,* 145–154. http://doi.org/10.1002/j.2051-5545.2010.tb00297.x

Cohen, J.A., Deblinger, E., Mannarino, A.P. & Steer, R.A. (2004). A multisite, randomized controlled trial for children with sexual abuse-related PTSD symptoms. *Journal of the American Academy of Child & Adolescent Psychiatry, 43* (4), 393–402. http://doi.org/10.1097/00004583-200404000-00005

Cohen, J.A. & Mannarino, A.P. (1996). Factors that mediate treatment outcome of sexually abused preschool children. *Journal of the American Academy of Child & Adolescent Psychiatry, 35* (10), 1402–1410. http://dx.doi.org/10.1097/00004583-199610000-00028

Cohen, J.A. & Mannarino, A.P. (2000). Predictors of treatment outcome in sexually abused children. *Child Abuse & Neglect, 24,* 983–994. http://doi.org/10.1016/S0145-2134(00)00153-8

Cohen, J.A. & Mannarino, A.P. (2008). Disseminating and implementing trauma-focused CBT in community settings. *Trauma, Violence, & Abuse, 9* (4), 214–226. http://doi.org/10.1177/1524838008324336

Cohen, J.A., Mannarino, A.P. & Deblinger, E. (2009a). *Traumafokussierte Kognitive Verhaltenstherapie bei Kindern und Jugendlichen*. Heidelberg: Springer.

Cohen, J.A., Mannarino, A.P. & Deblinger, E. (2009b). *Treating trauma and traumatic grief in children and adolescents*. New York: Guilford Press.

Cohen, L.J. & Grebchenko, Y.F. (2009). Psychopathology and personality traits of pedophiles. *Psychiatric Times, 8,* 1–8.

Cohen, L.J., Nikiforov, K., Gans, S., Poznansky, O., McGeoch, P., Weaver, C. et. al. (2002). Heterosexual male perpetrators of childhood sexual abuse: a preliminary neuropsychiatric model. *Psychiatric Quarterly, 73,* 313–336.

Collins, W.A., Welsh, D.P. & Furman, W. (2009). Adolescent romantic relationships. *Annual Review of Psychology, 60,* 631–652. http://doi.org/10.1146/annurev.psych.60.110707.163459

Cutajar, M.C., Mullen, P., Ogloff, J.R.P., Thomas, S.D., Wells, D.L. & Spataro, J. (2010). Psychopathology in a large cohort of sexually abused children followed up to 43 years. *Child Abuse & Neglect, 34,* 813–822. http://doi.org/10.1016/j.chiabu.2010.04.004

Dahle, K.P., Lehmann, R.J. & Richter, A. (2014). Die Screening Skala Pädophilen Tatverhaltens. *Forensische Psychiatrie, Psychologie, Kriminologie, 8* (3), 208–215. http://doi.org/10.1007/s11757-014-0261-8

Davydov, D.M., Stewart, R., Ritchie, K. & Chaudieu, I. (2010). Resilience and mental health. *Clinical Psychology Review, 30,* 479–495. http://doi.org/10.1016/j.cpr.2010.03.003

Debertin, A.S., Seifert, D. & Mützel, E. (2011). Forensisch-medizinische Untersuchung von Mädchen und Jungen bei Verdacht auf Misshandlung und Missbrauch. *Rechtsmedizin, 21* (5), 479–482. http://doi.org/10.1007/s00194-011-0777-6

Deblinger, E., Mannarino, A.P., Cohen, J.A. & Steer, R.A. (2006). A follow-up study of a multisite, randomized, controlled trial for children with sexual abuse-related PTSD symptoms. *Journal of American Academy of Child Adolescent Psychiatry, 45,* 1474–1484. http://doi.org/10.1097/01.chi.0000240839.56114.bb

de Haan, A., Petermann, F., Meiser-Stedman, R. & Goldbeck, L. (2016). Psychometric Properties of the German Version of the Post-Traumatic Cognitions Inventory (CPTCI-GER). *Child Psychiatry & Human Development, 47* (1), 151–158.

DeLamater, J. & Friedrich, W.N. (2002). Human sexual development. *Journal of Sex Research, 39* (1), 10–14. http://doi.org/10.1080/00224490209552113

Delmo, C., Weifenbach, O., Gabriel, M., Marchia, E. & Poustka, F. (1998). *Kiddie-SADS Present and Lifetime Version (K-SADS-PL). Deutsche Forschungsversion.* Frankfurt am Main: Universitätsklinik für Kinder- und Jugendpsychiatrie.

DePrince, A.P., Weinzierl, K.M. & Combs, M.D. (2009). Executive function performance and trauma exposure in a community sample of children. *Child Abuse & Neglect, 33,* 353–361. http://doi.org/10.1016/j.chiabu.2008.08.002

Derr, R. (2009). Sexuelle Gewalt in den neuen Medien. *Monatsschrift für Kinderheilkunde, 157,* 449–455. http://doi.org/10.1007/s00112-008-1931-4

Deutscher Bundestag (1986). *Drucksache 10/4560.*

Domhardt, M., Münzer, A., Fegert, J.M. & Goldbeck, L. (2015). Resilience in survivors of child sexual abuse: A systematic review of the literature. *Trauma, Violence, & Abuse, 16* (4), 476–493. http://doi.org/10.1177/1524838014557288

Döpfner, M. & Görtz-Dorten, A. (2016). *Diagnostik-System für psychische Störungen nach ICD-10 und DSM-5 für Kinder- und Jugendliche (DISYPS-III).* Bern: Hogrefe.

Döpfner, M. & Petermann, F. (2012). *Diagnostik psychischer Störungen im Kindes- und Jugendalter* (Leitfaden Kinder- und Jugendpsychotherapie, Bd. 2). Göttingen: Hogrefe.

Döpfner, M., Plück, J. & Kinnen, C. für die Arbeitsgruppe Deutsche Child Behavior Checklist. (2014). *CBCL/6-18R, TRF/6-18R, YSR/11-18R. Deutsche Schulalter-Formen der Child Behavior Checklist von Thomas M. Achenbach. Elternfragebogen über das Verhalten von Kindern und Jugendlichen (CBCL/6-18R), Lehrerfragebogen über das Verhalten von Kindern und Jugendlichen (TRF/6-18R), Fragebogen für Jugendliche (YSR/11-18R).* Göttingen: Hogrefe.

Dorsey, S., Briggs, E.C. & Woods, B.A. (2011). Cognitive-behavioral treatment for posttraumatic stress disorder in children and adolescents. *Child and Adolescent Psychiatric Clinics of North America, 20,* 255–269. http://doi.org/10.1016/j.chc.2011.01.006

Drach, K.M., Wientzen, J. & Ricci, L.R. (2001). The diagnostic utility of sexual behavior problems in diagnosing sexual abuse in a forensic child abuse evaluation clinic. *Child Abuse & Neglect, 25* (4), 489–503. http://doi.org/10.1016/S0145-2134(01)00222-8

Dufour, M.H., Nadeau, L. & Bertrand, K. (2000). Resilience factors in the victims of sexual abuse: state of affairs. *Child Abuse & Neglect, 24,* 781–797. http://doi.org/10.1016/S0145-2134(00)00141-1

Dwyer, R.G. & Letourneau, E.J. (2011). Juveniles who sexually offend: Recommending a treatment program and level of care. *Child Adolescent Psychiatric Clinics of North America, 20,* 413–429. http://doi.org/10.1016/j.chc.2011.03.007

Ehlers, A., Steil, R., Winter, H. & Foa, E.B. (1996). *Deutsche Übersetzung der Posttraumatic Diagnostic Scale (PDS).* Oxford: University, Warneford Hospital.

Fastie, F. (2015). Qualifizierte Prozessbegleitung von (verletzten) Zeuginnen und Zeugen im Strafverfahren. In J.M. Fegert & M. Wolff (Hrsg.), *Kompendium „Sexueller Missbrauch in Institutionen". Entstehungsbedingungen, Prävention und Intervention* (S. 379–388). Weinheim: Beltz Juventa.

Fegert, J.M. (1991). Glaubensbekenntnis und Gruppenjargon. Streitpunkte und Standpunkte zur Diskussion um „Sexuellen Missbrauch". In D. Janshen (Hrsg.), *Sexuelle Gewalt: Die allgegenwärtige Menschenrechtsverletzung* (S. 47–85). Frankfurt a.M.: Zweitausendeins.

Fegert, J.M. (2001). *Begutachtung sexuell missbrauchter Kinder. Fachliche Standards im juristischen Verfahren.* Neuwied: Luchterhand.

Fegert, J.M., Berger, C., Klopfer, U., Lehmkuhl, U. & Lehmkuhl, G. (2001). *Umgang mit sexuellem Missbrauch Institutionelle und individuelle Rekationen Forschungsbericht.* Münster: Votum Verlag.

Fegert, J.M., Hofmann, U., König, E., Niehues, J. & Liebhardt, H. (Hrsg.). (2015). *Sexueller Missbrauch von Kindern und Jugendlichen: Ein Handbuch zur Prävention und Intervention für Fachkräfte im medizinischen, psychotherapeutischen und pädagogischen Bereich.* Berlin: Springer. http://doi.org/10.1007/978-3-662-44244-9

Fegert, J.M. & Kliemann, A. (2013). Leitlinien für den Umgang mit sexuellem Missbrauch in Institutionen. In J.M. Fegert & M. Kölch (Hrsg.), *Klinikmanual Kinder- und Jugendpsychiatrie und -psychotherapie* (2. Aufl., S. 486–505). Berlin: Springer.

Fegert, J.M., Rassenhofer, M., Schneider, T., Spröber, N. & Seitz, A. (Hrsg.). (2013). *Sexueller Kindesmissbrauch – Zeugnisse, Botschaften, Konsequenzen. Ergebnisse der Begleitforschung für die Anlaufstelle der Unabhängigen Beauftragten der Bundesregierung zur Aufarbeitung des sexuellen Kindesmissbrauchs, Frau Dr. Christine Bergmann.* Weinheim: Beltz Juventa.

Fegert, J. & Richter, R. (2015). Sexueller Kindesmissbrauch: Vertrauen in die Heilberufe. *Deutsches Ärzteblatt, 3,* 112–115.

Fegert, J.M., Schnoor, K., Kleidt, S., Kindler, H. & Ziegenhain, U. (2009). *Lernen aus problematischen Kinderschutzverläufen. Machbarkeitsexpertise zur Verbesserung des Kinderschutzes durch systematische Fehleranalyse.* Berlin: Bundesministerium für Familie, Senioren, Frauen und Jugend.

Feiring, C., Simon, V.A. & Cleland, C.M. (2009). Childhood sexual abuse, stigmatization, internalizing symptoms, and the development of sexual difficulties and dating aggression. *Journal of Consulting and Clinical Psychology, 77,* 127–137. http://doi.org/10.1037/a0013475

Feiring, C., Taska, L. & Chen, K. (2002). Trying to understand why horrible things happen: Attribution, shame, and symptom development following sexual abuse. *Child Maltreatment, 7* (1), 25–39. http://doi.org/10.1177/1077559502007001003

Feiring, C., Taska, L. & Lewis, M. (1999). Age and gender differences in children's and adolescents' adaptation to sexual abuse. *Child Abuse & Negelct, 23,* 115–128. http://doi.org/10.1016/S0145-2134(98)00116-1

Fergusson, D.M., Boden, J.M. & Horwood, L.J. (2008). Exposure to childhood sexual and physical abuse and adjustment in early adulthood. *Child Abuse & Neglect, 32* (6), 607–619. http://doi.org/10.1016/j.chiabu.2006.12.018

Fergusson, D.M., McLeod, G.F. & Horwood, L.J. (2013). Childhood sexual abuse and adult developmental outcomes: Findings from a 30-year longitudinal study in New Zealand. *Child Abuse and Neglect, 37,* 664–674. http://doi.org/10.1016/j.chiabu.2013.03.013

Finkelhor, D. (1984). *Child sexual abuse: New theory and research.* New York: Free Press.

Finkelhor, D. (1993). Epidemiological factors in the clinical identification of child sexual abuse. *Child Abuse and Neglect, 17* (1), 67–70. http://doi.org/10.1016/0145-2134(93)90009-T

Finkelhor, D., Hotaling, G., Lewis, I.A. & Smith, C. (1990). Sexual abuse in a national survey of adult men and women: prevalence, characteristics, and risk factors. *Child Abuse & Neglect, 14* (1), 19–28. http://doi.org/10.1016/0145-2134(90)90077-7

Finkelhor, D. & Jones, L. (2006). Why have child maltreatment and child victimization declined? *Journal of Social Issues, 62* (4), 685–716.

Finkelhor, D. & Jones, L.M. (2012). *Have sexual abuse and physical abuse declined since the 1990s?* Durham, NH: Crimes Against Children Research Center. Retrieved February

17, 2016, from http://www.unh.edu/ccrc/pdf/CV267_Have%20SA%20%20PA%20Decline_FACT%20SHEET_11-7-12.pdf

Firestone, P., Dixon, K.L., Nunes, K.L. & Bradford, J.M. (2005). A comparison of incest offenders based on victim age. *Journal of the American Academy of Psychiatry and the Law Online, 33* (2), 223–232.

Fleischhaker, C., Sixt, B. & Schulz, E. (2011). *DBT-A: Dialektisch-behaviorale Therapie für Jugendliche: Ein Therapiemanual mit Arbeitsbuch auf CD*. Heidelberg: Springer-Verlag. http://dx.doi.org/10.1007/978-3-642-13008-3

Foa, E.B. & Cahill, S.P. (2001). Psychological therapies: emotional processing. In N.J. Smelser & P.B. Bates (Eds.), *International encyclopedia of the standard and behavioral sciences* (pp. 12363–12369). Oxford, UK: Elsevier.

Foa, E.B., Chrestman, K.R. & Gilboa-Schechtman, E. (2009). *Prolonged exposure therapy for adolescents with PTSD emotional processing of traumatic experiences, therapist guide.* Oxford University Press.

Foa, E.B., Chrestman, K.R. & Gilboa-Schechtman, E. (2016). *Verlängerte Konfrontationstherapie für Jugendliche mit einer Posttraumatischen Belastungsstörung. Die emotionale Verarbeitung traumatischer Erfahrung*. Göttingen: Hogrefe.

Foa, E.B., McLean, C.P., Capaldi, S. & Rosenfield, D. (2013). Prolonged exposure vs supportive counseling for sexual abuse-related PTSD in adolescent girls: A randomized clinical trial. *Journal of the American Medical Association, 310* (24), 2650–2657. http://doi.org/10.1001/jama.2013.282829

Freudenberg, D. (2015). Die Rolle der Strafverfolgungsbehörden – Aufgaben und Vorgehen. In J.M. Fegert & M. Wolff (Hrsg.), *Kompendium Sexueller Missbrauch in Institutionen: Entstehungsbedingungen, Prävention und Intervention* (S. 501–508). Weinheim: Beltz Juventa.

Friedrich, W.N. (2002). *Psychological assessment of sexually abused children and their families.* Thousand Oaks, CA: Sage.

Friedrich, W., Davies, W., Feher, E. & Wright, J. (2003). Sexual behavior problems in preteen children: Developmental, ecological, and behavioral correlates. *Annals of the New York Academy of Sciences, 989,* 95–104. http://doi.org/10.1111/j.1749-6632.2003.tb07296.x

Friedrich, W.N., Fisher, J.L., Dittner, C.A., Acton, R., Berliner, L., Butler, J. et al. (2001). Child sexual behavior inventory: Normative, psychiatric, and sexual abuse comparisons. *Child Maltreatment, 6* (1), 37–49. http://doi.org/10.1177/1077559501006001004

Friedrich, W.N., Gully, K.J. & Trane, S.T. (2005). Letter to the Editor: Re: It is a mistake to conclude that sexual abuse and sexualized behavior are not related: A reply to drach, wientzen, and ricci (2001). *Child Abuse & Neglect, 29* (4), 297–302. http://doi.org/10.1016/j.chiabu.2005.03.004

Fromberger, P.,·Jordan, K. & Müller, J.L. (2013). Pädophilie. Ätiologie, Diagnostik und Therapie. *Nervenarzt, 84,* 1123–1135. http://doi.org/10.1007/s00115-013-3805-9

Fürniss, T., (1991). *The multi-professional handbook of child sexual abuse: integrated management, therapy, and legal intervention.* London: Routledge.

Gerstendörfer, M. (2007). *Der verlorene Kampf um die Wörter. Opferfeindliche Sprache bei sexualisierter Gewalt: Ein Plädoyer für eine angemessenere Sprachführung*. Paderborn: Junfermannsche Verlagsbuchhandlung.

Gillies, D., Taylor, F., Gray, C., O'Brien, L. & D'Abrew, N. (2013). Psychological therapies for the treatment of post-traumatic stress disorder in children and adolescents (Review). *Evidence-Based Child Health: A Cochrane Review Journal, 8* (3), 1004–1116. http://doi.org/10.1002/ebch.1916

Gohlke, B. & Woelfle, J. (2009). Growth and puberty in German children. *Deutsches Ärzteblatt, 106,* 377–382.

Goldbeck, L., Laib-Koenemund, A. & Fegert, J.M. (2007). A randomized controlled trial of consensus based child abuse case-management. *Child Abuse & Neglect, 31*, 919–933. http://doi.org/10.1016/j.chiabu.2007.03.018

Goldbeck, L., Muche, R., Sachser, S., Tutus, D. & Rosner, R. (2016). Effectiveness of Trauma-focused Cognitive Behavioral Therapy (Tf-CBT) for children and adolescents: a randomized controlled trial in eight German mental health clinics. *Psychotherapy and Psychosomatics, 85,* 159–170.

Goldbeck, L., Allroggen, M., Münzer, A., Rassenhofer, M. & Fegert, J.M. (2017). R*atgeber Sexueller Missbrauch. Informationen für Eltern, Lehrer und Erzieher*. Göttingen: Hogrefe.

Hall, G.C.N. & Hirschman, R. (1992). Sexual aggression against children. A conceptual perspective of etiology. *Criminal Justice and Behavior, 19* (1), 8–23. http://doi.org/10.1177/0093854892019001003

Hanson, R.K., Bourgon, G., Helmus, L. & Hodgson, S. (2009). The principles of effective correctional treatment also apply to sexual offenders: a meta-analysis. *Criminal Justice and Behavior, 36* (9), 865–891. http://doi.org/10.1177/0093854809338545

Hanson, R.K. & Yates, P.M. (2013). Psychological treatment of sex offenders. *Current Psychiatry Reports, 15* (3), 1–8. http://doi.org/10.1007/s11920-012-0348-x

Harvey, S.T. & Taylor, J.E. (2010). A meta-analysis of the effects of psychotherapy with sexually abused children and adolescents. *Clinical Psychology.Review, 30,* 517–535. http://doi.org/10.1016/j.cpr.2010.03.006

Häuser, W., Schmutzer, G., Brähler, E. & Glaesmer, H. (2011). Maltreatment in childhood and adolescence: Results from a survey of a representative sample of the German population. *Deutsches Ärzteblatt International, 108,* 287–294.

Hautzinger, M., Keller, F. & Kühner, C. (2009). *Beck Depressions-Inventar Revision (BDI-II).* Frankfurt: Pearson.

Hébert, M., Tourigny, M., Cyr, M., McDuff, P. & Joly, J. (2009). Prevalence of childhood sexual abuse and timing of disclosure in a representative sample of adults from Quebec. *The Canadian Journal of Psychiatry, 54* (9), 631–636.

Helming, E., Kindler, H., Langmeyer, M., Mayer, M., Mosser, P., Entleitner, C. et al. (2011). *Sexuelle Gewalt gegen Mädchen und Jungen in Institutionen. Rohdatenbericht im Auftrag der Unabhängigen Beauftragten zur Aufarbeitung des sexuellen Kindesmissbrauchs, Dr. Christine Bergmann.* München: Deutsches Jugendinstitut e.V., Abteilung Familie und Familienpolitik. Zugriff am 17.02.2016. Verfügbar unter http://www.dji.de/fileadmin/user_upload/sgmj/Rohdatenberichttext_Endversion_Juni_2011.pdf

Hendriks, J. & Bijleveld, C.C.J.H. (2004). Juvenile sexual delinquents: Contrasting child abusers with peer abusers. *Criminal Behaviour and Mental Health, 14* (4), 238–250. http://doi.org/10.1002/cbm.591

Henggeler, S.W., Letourneau, E.J., Chapman, J.E., Borduin, C.M., Schewe, P.A. & McCart, M.R. (2009). Mediators of change for multisystemic therapy with juvenile sexual offenders. *Journal of Consulting and Clinical Psychology, 77* (3), 451–462. http://doi.org/10.1037/a0013971

Herrmann, B., Navratil, F. & Neises, M. (2002). Sexueller Missbrauch von Kindern: Bedeutung und Stellenwert der klinischen Diagnostik. *Monatsschrift fur Kinderheilkunde, 11,* 1344–1356. http://doi.org/10.1007/s00112-002-0613-x

Herzig, S. (2010). Sexuelle Gewalt gegen Mädchen und Jungen – Begriffe, Definitionen, Zahlen und Auswirkungen. *BZgA Forum Sexualaufklärung und Familienplanung, 3,* 3–8.

Hetzel-Riggin, M. D., Brausch, A. M. & Montgomery, B. S. (2007). A meta-analytic investigation of therapy modality outcomes for sexually abused children and adolescents: An exploratory study. *Child Abuse & Neglect, 31* (2), 125–141. http://doi.org/10.1016/j.chiabu.2006.10.007

Hillberg, T., Hamilton-Giachritsis, C. & Dixon, L. (2011). Review of meta-analyses on the association between child sexual abuse and adult mental health difficulties: a systematic approach. *Trauma Violence Abuse, 12,* 38–49. http://doi.org/10.1177/1524838010386812

In-Albon, T., Plener, P. L., Brunner, R. & Kaess, M. (2015). *Selbstverletzendes Verhalten (Leitfaden der Kinder- und Jugendpsychotherapie).* Göttingen: Hogrefe.

Irish, L., Kobayashi, I. & Delahanty, D. L. (2010). Long-term physical health consequences of childhood sexual abuse: a meta-analytic review. *Journal of Pediatric Psychology, 35,* 450–461. http://doi.org/10.1093/jpepsy/jsp118

Jackson, D. & Yalom, I. (1954). *Family homeostasis and patient change. Current psychiatric therapies.* (4th ed.). New York: Masserman.

Janka, C., Gallasch-Nemitz, F. & Dahle, K. P. (2011). Zur Altersabhängigkeit von Risikovariablen bei Sexualdelinquenz. *Forensische Psychiatrie, Psychologie, Kriminologie, 5* (1), 37–44. http://doi.org/10.1007/s11757-010-0087-y

Jespersen, A. F., Lalumière, M. L. & Seto, M. C. (2009). Sexual abuse history among adult sex offenders and non-sex offenders: A meta-analysis. *Child Abuse and Neglect, 33,* 179–192. http://doi.org/10.1016/j.chiabu.2008.07.004

Kahl, H., Schaffrath Rosario, A. & Schlaud, M. (2007). Sexuelle Reifung von Kindern und Jugendlichen in Deutschland. Ergebnisse des Kinder- und Jugendgesundheitssurveys (KiGGS). *Bundesgesundheitsblatt-Gesundheitsforschung-Gesundheitsschutz, 50,* 677–685. http://doi.org/10.1007/s00103-007-0229-3

Katzer, C. & Fechtenhauer, D. (2007). Cyberbullying: Aggression und sexuelle Vikimisierung in Chatrooms. In M. Gollwitzer, J. Pfetsch, V. Schneider, A. Schulz, T. Steffke & C. Ulrich (Hrsg.), *Gewaltprävention bei Kindern und Jugendlichen.* (S. 123–138). Göttingen: Hogrefe.

Kavemann, B. (2015). Der Widerspruch zwischen gesprochenem Recht und erlebter Gerechtigkeit, wenn Kinder Opfer von sexualisierter Gewalt werden–Anforderungen an die Rechtspraxis und das Hilfesystem. In J. M. Fegert, U. Hoffmann, E. König, J. Nihues H. & Liebhardt, (Hrsg.), *Sexueller Missbrauch von Kindern und Jugendlichen* (S. 75–78).Berlin: Springer. http://doi.org/10.1007/978-3-662-44244-9_8

Kavemann, B. & Lohstöter, I. (1999). *Väter als Täter.* Reinbeck bei Hamburg: Rowohlt.

Kellogg, N. D. (2009). Clinical report – the evaluation of sexual behaviors in children. *Pediatrics, 124,* 992–998. http://doi.org/10.1542/peds.2009-1692

Kellogg, N. D. (2010). Sexual behaviors in children: Evaluation and management. *American Family Physician, 82,* 1233–1238.

Kemper, A., Kölch, M., Fangerau, H. & Fegert, J. M. (2010). Ärztliche Schweigepflicht bei Kindeswohlgefährdung. Mehr Handlungssicherheit durch die neuen Kinderschutzgesetze? *Ethik in der Medizin, 22* (1), 33–47. http://doi.org/10.1007/s00481-009-0046-3

Kemper, T. S. & Kistner, J. A. (2010). An evaluation of classification criteria for juvenile sex offenders. *Sexual Abuse: A Journal of Research and Treatment, 22* (2), 172–190. http://doi.org/10.1177/1079063210366270

Kenardy, J. A., Spence, S. H. & Macleod, A. C. (2006). Screening for posttraumatic stress disorder in children after accidental injury. *Pediatrics, 118* (3), 1002–1009. http://doi.org/10.1542/peds.2006-0406

Kendall-Tackett, K.A., Williams, L.M. & Finkelhor, D. (1993). Impact of sexual abuse on children: A review and synthesis of recent empirical studies. *Psychological Bulletin, 113* (1), 164–180. http://doi.org/10.1037/0033-2909.113.1.164

Kindler, H. & Fegert, J.M. (2015). Missbrauch in Institutionen. Empirische Befunde zur grundlegenden Orientierung. In J.M. Fegert & M. Wolff (Hrsg.), *Sexueller Missbrauch in Institutionen: Entstehungsbedingungen, Prävention und Intervention* (S. 167–185). Weinheim: Beltz Juventa.

Knight, R.A. & Prentky, R.A. (1990). Classifying sexual offenders: the development and corroboration of taxonomic models. In W.L.L. Marshall, D.R. Laws & H.E. Barbaree (Eds.), *Handbook of sexual assault: Issues, theories, and treatment of offender* (pp. 23–54). New York: Plenum Press. http://doi.org/10.1007/978-1-4899-0915-2_3

Krahé, B., Scheinberger-Olwig, R. & Walzenhöfer, E. (1999). Sexuelle Aggression zwischen Jugendlichen. Eine Prävalenzerhebung im Ost-West-Vergleich. *Zeitschrift für Sozialpsychologie, 30,* 165–178. http://doi.org/10.1024//0044-3514.30.23.165

Kühner, P.D.C., Bürger, C., Keller, F. & Hautzinger, M. (2007). Reliabilität und Validität des revidierten Beck-Depressionsinventars (BDI-II). *Der Nervenarzt, 78* (6), 651–656.

Landolt, M.A. & Hensel, T. (Hrsg.). (2012). *Traumtherapie bei Kindern & Jugendlichen.* Göttingen: Hogrefe.

Långström, N., Enebrink, P., Laurén, E.M., Lindblom, J., Werkö, S. & Hanson, R.K. (2013). Preventing sexual abusers of children from reoffending: systematic review of medical and psychological interventions. *British Medical Journal, 347,* 1–11. http://doi.org/10.1136/bmj.f4630

Larsson, I.B. & Svedin, C.G. (2002). Sexual experiences in childhood: Young adult's recollections. *Archives of Sexual Behavior, 31,* 263–273. http://doi.org/10.1023/A:1015252903931

Leeb, R.T., Paulozzi, L., Melanson, C., Simon, T. & Arias, I. (2008). *Child maltreatment surveillance: Uniform definitions of public health and recommended data elements, version 1.0.* Atlanta, GA: Centers for Disease Control and Prevention, National Center for Injury Prevention and Control. Retrieved February 17, 2016, from http://www.cdc.gov/violence prevention/pdf/cm_surveillance-a.pdf

Leitenberg, H. & Saltzmann, H.A. (2000). A statewide survey of age at first intercourse for adolescent females and age of their male partners: relations to other risk behaviours and statutory rape implications. *Archives of Sexual Behavior, 29,* 203–215. http://doi.org/10.1023/A:1001920212732

Li, M.Y., Frieze, I. & Tang, C.S. (2010). Understanding adolescent peer sexual harassment and abuse: Using the theory of planned behavior. *Sexual Abuse: A journal of research and treatment, 22,* 157–171. http://doi.org/10.1177/1079063210363827

London, K., Bruck, M., Ceci, S.J. & Shuman, D.W. (2005). Disclosure of child sexual abuse: What does the research tell us about the ways that children tell? *Psychology, Public Policy & Law, 11,* 194–226.

Luthar, S.S., Cicchetti, D. & Becker, B. (2000). The construct of resilience: a critical evaluation and guidelines for future work. *Child Development, 71,* 543–562. http://doi.org/10.1111/1467-8624.00164

Macdonald, G., Higgins, J.P., Ramchandani, P., Valentine, J.C., Bronger, L.P., Klein, P. et al. (2012). Cognitive-behavioral interventions for children who have been sexually abused. *Cochrane Database of Systematic Reviews, 5,* CD001930.

Marshall, W.L. & Barbaree, H.E. (1990). An integrated theory of the etiology of sexual offending. In W.L.L. Marshall, D.R. Laws & H.E. Barbaree (Eds.), *Handbook of sexual assault: Issues, theories, and treatment of offender* (pp. 257–275). New York: Plenum Press. http://doi.org/10.1007/978-1-4899-0915-2_15

Mathews, R., Matthews, J.K. & Speltz, K. (1989). *Female sexual offenders: An exploratory study.* Orwell, VT: Safer Society Press.

Matulis, M., Resick, P., Rosner, R. & Steil, R. (2014). Developmentally adapted cognitive processing therapy – A pilot study. *Clinical Child and Family Psychology Review, 17* (2), 173–190. http://doi.org/10.1007/s10567-013-0156-9

McClure, F.H., Chavez, D.V., Agars, M.D., Peacock, J. & Matosian, A. (2008). Resilience in sexually abused women: Risk and protective factors. *Journal of Family Violence, 23,* 81–88. http://doi.org/10.1007/s10896-007-9129-4

Meca, J.S., Alcázar, A.I.R. & Soler, C.L. (2011). The psychological treatment of sexual abuse in children and adolescents: A meta-analysis. *International Journal of Clinical and Health Psychology, 11* (1), 67–93.

Mokros, A., Osterheider, M. & Nitschke, J. (2012). Pädophilie. Prävalenz, Ätiologie und Diagnostik. *Nervenarzt, 83,* 355–358. http://doi.org/10.1007/s00115-011-3322-7

Mosser, P. (2012). *Sexuell grenzverletzende Kinder: Praxisansätze und ihre empirischen Grundlagen; eine Expertise für das IzKK-Informationszentrum Kindesmisshandlung/Kindesvernachlässigung, Deutsches Jugendinstitut eV.* München: DJI.

Mullen, P.E. & Fergusson, D.M. (1999). *Childhood sexual abuse: An evidence-based perspective* (Developmental Clinical Psychology and Psychiatry, Vol. 40). Thousand Oaks, CA: Sage Publications.

Nader, K.O., Kriegeier, J.A., Blake, D.D., Pynoos, R.S., Newman, E. & Weather, F.W. (2002). *The Clinician-Administered PTSD Scale, Children and Adolescents Version (CAPS-CA).* White River Junction, VT: National Center for PTSD. http://dx.doi.org/10.1037/t08962-000

Navalta, C.P., Polcari, A., Webster, D.M., Boghossian, A. & Teicher, M.H. (2006). Effects of childhood sexual abuse on neuropsychological and cognitive function in college women. *Journal of Neuropsychiatry & Clinical Neurosciences, 18,* 45–53. http://doi.org/10.1176/jnp.18.1.45

Nelson, S., Baldwin, N. & Taylor, J. (2012). Mental health problems and medically unexplained physical symptoms in adult survivors of childhood sexual abuse: an integrative literature review. *Journal of Psychiatric and Mental Health Nursing, 19* (3), 211–220. http://doi.org/10.1111/j.1365-2850.2011.01772.x

Noll, J., Trickett, P. & Putnam, F.W. (2003). A prospective investigation of the impact of childhood sexual abuse on the development of sexuality. *Journal of Consultin & Clinical Psychology, 71* (3), 575–586. http://doi.org/10.1037/0022-006X.71.3.575

Øktedalen, T., Hagtvet, K.A., Hoffart, A., Langkaas, T.F. & Smucker, M. (2014). The trauma related shame inventory: Measuring trauma-related shame among patients with PTSD. *Journal of Psychopathology and Behavioral Assessment, 36* (4), 600–615. http://dx.doi.org/10.1007/s10862-014-9422-5

Oswald, S., Ernst, C. & Goldbeck, L. (2011). *Praxismanual. Interdisziplinäre Versorgung von Pflegekindern an der Schnittstelle von Jugendhilfe und Gesundheitssystem.* Universitätsklinik Ulm. Zugriff am 17.02.2016. Verfügbar unter http://www.uniklinik-ulm.de/fileadmin/Kliniken/Kinder_Jugendpsychiatrie/praxismanual/Praxismanual_Stand_Juni2011.pdf

Paras, M.L., Murad, M.H., Chen, L.P., Goranson, E.N., Sattler, A.L., Colbenson, K.M. et al. (2009). Sexual abuse and lifetime diagnosis of somatic disorders: A systematic review and meta-analysis. *Journal of the American Medical Association, 302* (5), 550–561.

Parker, B. & Turner, W. (2013). Psychoanalytic/psychodynamic psychotherapy for children and adolescents who have been sexually abused. *The Cochrane Library, 7*:CD008162. http://doi.org/10.1002/14651858.CD008162.pub2

Perrin, S., Meiser-Stedman, R. & Smith, P. (2005). The Children's Revised Impact of Event Scale (CRIES): Validity as a screening instrument for PTSD. *Behavioural and Cognitive Psychotherapy, 33* (4), 487–498. http://doi.org/10.1017/S1352465805002419

Petermann, F., Besier, T., Büttner, P., Rücker, S., Schmid, M. & Fegert, J.M. (2014). Vorläufige Schutzmaßnahmen für gefährdete Kinder und Jugendliche. Inobhutnahmen in Deutschland. *Kindheit und Entwicklung, 23* (2), 124–133. http://doi.org/10.1026/0942-5403/a000138

Pullman, L. & Seto, M.C. (2012). Assessment and treatment of adolescent sexual offenders: Implications of recent research on generalist versus specialist explanations. *Child Abuse & Neglect, 36* (3), 203–209. http://doi.org/10.1016/j.chiabu.2011.11.003

Rassenhofer, M., Laßhof, A., Felix, S., Schepker, R., Fegert, J. & Keller, F. (2014). *Verbesserter Zugang zu Traumaambulanzen durch aktiven Einbezug der Versorgungsbehörden sowie primärer Anlaufstellen und Evaluation der Effektivität von Sofortinterventionen (TRAVESI).* Unveröffentlichter Abschlussbericht.

Rassenhofer, M., Spröber, N., Schneider, T. & Fegert, J.M. (2013). Listening to victims: Use of a Critical Incident Reporting System to enable adult victims of childhood sexual abuse to participate in a political reappraisal process in Germany. *Child Abuse & Neglect, 37* (9), pp. 654–663.

Reitzel, L.R. & Carbonell, J.L. (2006). The effectiveness of sexual offender treatment for juveniles as measured by recidivism: A meta-analysis. *Sexual Abuse: A Journal of Research and Treatment, 18* (4), 401–421. http://doi.org/10.1177/107906320601800407

Resick, P.A., Galovski, T.E., Uhlmansiek, M.O.B., Scher, C.D., Clum, G.A. & Young-Xu, Y. (2008). A randomized clinical trial to dismantle components of cognitive processing therapy for posttraumatic stress disorder in female victims of interpersonal violence. *Journal of consulting and clinical psychology, 76* (2), 243–258. http://dx.doi.org/10.1037/0022-006x.76.2.243

Riegel, D.L. (2004). Effects on boy-attracted pedosexual males of viewing boy erotica (letter to the editor). *Archives of Sexual Behavior, 33* (4), 321–323. http://doi.org/10.1023/B:ASEB.0000029071.89455.53

Rodenburg, R., Benjamin, A., de Roos, C., Meijer, A.M. & Stams, G.J. (2009). Efficacy of EMDR in children: A meta-analysis. *Clinical Psychology Review, 29* (7), 599–606. http://doi.org/10.1016/j.cpr.2009.06.008

Rosenthal, S., Feiring, C. & Taska, L. (2003). Emotional support and adjustment over a year's time following sexual abuse discovery. *Child Abuse & Neglect, 27,* 641–661. http://doi.org/10.1016/S0145-2134(03)00104-2

Runder Tisch (2012). *Sexueller Kindesmissbrauch in Abhängigkeits- und Machtverhältnissen in privaten und öffentlichen Einrichtungen und im familiären Bereich.* Abschlussberichte, Berlin.

Russell, D.E. (1984). The prevalence and seriousness of incestuous abuse: Stepfathers vs. biological fathers. *Child Abuse & Neglect, 8* (1), 15–22. http://doi.org/10.1016/0145-2134(84)90045-0

Salgo, L. (2001). Vom langsamen Sterben des elterlichen Züchtigungsrechts. In H. Kohl & H. Landau, (Hrsg.), *Gewalt in sozialen Nebenbeziehungen* (S. 55–69). Neuwied: Luchterhand.

Salter, D., McMillan, D., Richards, M., Talbot, T., Hodges, J., Bentovim, A. et al. (2003). Development of sexually abusive behaviour in sexually victimised males: A longitudinal study. *Lancet, 362,* 471–476. http://doi.org/10.1016/S0140-6736(03)12466-X

Schäfer, I., Goldbeck, L. & Rosner, R. (2015). Wie können wirksame Methoden zur Diagnostik und Behandlung von Traumafolgen ein Teil der Routineversorgung werden? Projekte zur Dissemination und Implementierung von Interventionen im Rahmen der BMBF-Verbünde zu Missbrauch, Vernachlässigung und Gewalt. *Trauma und Gewalt, 2,* 160–167.

Scheeringa, M. S. & Zeanah, C. H. (1994). *PTSD semi structures interview and observational record for infants and young children.* New Orleans, LA: Department of Psychiatry and Neurology, Tulane University Health Science Center.

Schneider, S. (Hrsg.). (2009). *Kinder-DIPS: diagnostisches Interview bei psychischen Störungen im Kindes- und Jugendalter.* Berlin: Springer.

Schone, R., Gintzel, U., Jordan, E., Kalscheuer, M. & Münder, J. (1997). *Kinder in Not. Vernachlässigung im frühen Kindesalter und Perspektiven Sozialer Arbeit.* Münster: Votum Verlag.

Schröttle, M., Hornberg, C., Glammerier, S., Sellach, B., Kavemann, B., Puhe, H. et al. (2012). Lebenssituation und Belastungen von Frauen mit Beeinträchtigungen und Behinderungen in Deutschland. *Journal Netzwerk Frauen-und Geschlechterforschung NRW, 30,* 60–64.

Schuhrke, B. (2002). Sexuell auffälliges Verhalten von Kindern. In D. Bange & W. Körner (Hrsg.), *Handwörterbuch Sexueller Missbrauch* (S. 542–547). Göttingen: Hogrefe.

Seehagen, S., Pflug, V. & Schneider, S. (2012). Psychotherapie und Wissenschaft: Harmonie oder Dissonanz?. *Zeitschrift für Kinder-und Jugendpsychiatrie und Psychotherapie, 40* (5), 301–306. http://doi.org/10.1024/1422-4917/a000186

Sethi, D., Bellis, M.A., Hughes, K., Gilbert, R., Mitis, F. & Galea, G. (2013). *European report on preventing child maltreatment.* Copenhagen: World Health Organization Regional Office for Europe.

Seto, M. C. (2009). Pedophilia. *Annual Review of Clinical Psychology, 5,* 391–407. http://doi.org/10.1146/annurev.clinpsy.032408.153618

Seto, M. C. & Lalumière, M. L. (2010). What is so special about male adolescent sexual offending? A review and test of explanations through meta-analysis. *Psychological bulletin, 136* (4), 526–575. http://doi.org/10.1037/a0019700

Sigel, B. A., Benton, A. H., Lynch, C. E. & Kramer, T. L. (2013). Characteristics of 17 statewide initiatives to disseminate trauma-focused cognitive-behavioral therapy (TF-CBT). *Psychological Trauma: Theory, Research, Practice, and Policy, 5* (4), 323–333. http://doi.org/10.1037/a0029095

Simkins, L., Ward, W., Bowman, S., Rinck, C. M. & De Souza, E. (1990). Predicting treatment outcome for child sexual abusers. *Annals of Sex Research, 3* (1), 21–57. http://doi.org/10.1177/107906329000300102

Sitzer, P., Marth, J., Kocik, C. & Müller, K. N. (2012). *Ergebnisbericht der Online-Studie. Cyberbullying bei Schülerinnen und Schülern.* Bielefeld: Institut für interdisziplinäre Konflikt- und Gewaltforschung. Zugriff am 17.02.2016. Verfügbar unter http://www.uni-bielefeld.de/cyberbullying/downloads/Ergebnisbericht-Cyberbullying.pdf

Spice, A., Viljoen, J. L., Latzman, N. E., Scalora, M. J. & Ullman, D. (2012). Risk and protective factors for recidivism among juveniles who have offended sexually. *Annals of Sex Research,* 25 (4). Published online before print. http://doi.org/10.1177/1079063212459086

Stadler, L., Bieneck, S. & Pfeiffer, C. (2012). *Repräsentativbefragung Sexueller Missbrauch 2011.* Hannover: Kriminologisches Forschungsinstitut Niedersachsen e. V. (KFN).

Steil, R. & Füchsel, G. (2006). *IBS-KJ. Interviews zu Belastungsstörungen bei Kindern und Jugendlichen. Diagnostik der Akuten und der Posttraumatischen Belastungsstörung.* Göttingen: Hogrefe.

Steil, R. & Rosner, R. (2009). *Posttraumatische Belastungsstörung* (Leitfaden Kinder- und Jugendpsychotherapie, Bd. 12). Göttingen: Hogrefe.

Steinberg, A. M., Brymer, M. J., Decker, K. B. & Pynoos, R. S. (2004). The University of California at Los Angeles post-traumatic stress disorder reaction index. *Current Psychiatry Reports, 6* (2), 96–100. http://doi.org/10.1007/s11920-004-0048-2

Steinberg, L. & Monahan, K.C. (2010). Adolescents' exposure to sexy media does not hasten the initiation of sexual intercourse. *Developmental Psychology, 47* (2), 562–576. http://doi.org/10.1037/a0020613

Stewart, R.E. & Chambless, D.L. (2007). Does psychotherapy research inform treatment decisions in private practice?. *Journal of Clinical Psychology, 63* (3), 267–282. http://doi.org/10.1002/jclp.20347

Tagay, S., Düllmann, S., Hermans, E., Repic, N., Hiller, R. & Senf, W. (2011). Das Essener Trauma-Inventar für Kinder und Jugendliche (ETI-KJ). *Zeitschrift für Kinder- und Jugendpsychiatrie und Psychotherapie, 61,* 319–327. http://doi.org/10.1024/1422-4917/a000126

Tagay, S., Schlottbohm, E. & Lindner, M. (in Vorbereitung). *Essener Trauma-Inventar für Kinder und Jugendliche (ETI-KJ).* Göttingen: Hogrefe.

Tremblay, C., Hebert, M. & Piche, C. (1999). Coping strategies and social support as mediators of consequences in child sexual abuse victims. *Child Abuse & Neglect, 23,* 929–945. http://doi.org/10.1016/S0145-2134(99)00056-3

Trickett, P.K., Noll, J., Susman, E.J., Shenk, C.E. & Frank, W. (2011). Attenuation of cortisol across development for victims of sexual abuse. *Developmend and Psychopathology, 22* (1), 165–175. http://doi.org/10.1017/S0954579409990332

Trindade, L., Linhares, S., Vanrell, J., Godoy, D., Martins, J. & Barbas, S. (2014). Sexual violence against children and vulnerability. *Revista da Associação Médica Brasileira, 60* (1), 70–74. http://doi.org/10.1590/1806-9282.60.01.015

Tsopelas, C., Spyridoula, T. & Athanasios, D. (2011). Review on female sexual offenders: Findings about profile and personality. *International Journal of Law and Psychiatry, 34* (2), 122–126. http://doi.org/10.1016/j.ijlp.2011.02.006

Turner, D., Rettenberger, M., Lohmann, L., Eher, R. & Briken, P. (2014). Pedophilic sexual interests and psychopathy in child sexual abusers working with children. *Child Abuse & Neglect, 38* (2), 326–335. http://doi.org/10.1016/j.chiabu.2013.07.019

Turner, H.A., Finkelhor, D. & Ormrod, R. (2010). Poly-victimization in a national sample of children and youth. *American Journal of Preventive Medicine, 38* (3), 323–330. http://doi.org/10.1016/j.amepre.2009.11.012

Unabhängiger Beauftragter für Fragen des sexuellen Kindesmissbrauchs (Hrsg.). (2015). *Glossar.* Zugriff am 17.02.2016. Verfügbar unter https://beauftragter-missbrauch.de/presse-service/glossar/

Vandiver, D.M. & Kercher, G. (2004). Offender and victim characteristics of registered female sexual offenders in Texas: A proposed typology of female sexual offenders. *Sexual Abuse: A Journal of Research and Treatment, 16* (2), 121–137. http://doi.org/10.1177/107906320401600203

Volbert, R. (2015). Gesprächsführung mit von sexuellem Missbrauch betroffenen Kindern und Jugendlichen. In J.M. Fegert, U. Hoffmann, E. König, J. Niehues & H. Liebhardt (Hrsg.), *Sexueller Missbrauch von Kindern und Jugendlichen. Ein Handbuch zur Prävention und Intervention für Fachkräfte im medizinischen, psychotherapeutischen und pädagogischen Bereich* (S. 185–194). Berlin: Springer. http://doi.org/10.1007/978-3-662-44244-9_19

Ward, T. & Sorbello, L. (2003). Explaining child sexual abuse: Integration and elaboration. In T. Ward, D.R. Laws & S.M. Hudson (Eds.), *Sexual deviance: Issues and controversies* (pp. 3–20). Thousand Oaks, CA: Sage.

Weller, K. (2011). Jugendsexualität und Medien. *Kinder und Jugendschutz in Wissenschaft und Praxis, 56,* 8–12.

Wetzels, P. (1997). *Gewalterfahrung in der Kindheit – Sexueller Missbrauch, körperliche Misshandlung und deren langfristige Konsequenzen.* Baden-Baden: Nomos Verlagsgesellschaft.

Whitaker, D.J., Le, B., Hanson, R.K., Baker, C.K., McMahon, P.M., Ryan, G. et al. (2008). Risk factors for the perpetration of child sexual abuse: A review and meta-analysis. *Child Abuse & Neglect, 32* (5), 529–548. http://doi.org/10.1016/j.chiabu.2007.08.005

Wijkman, M., Bijleveld, C. & Hendriks, J. (2010). Women don't do such things! Characteristics of female sex offenders and offender types. *Sex Abuse, 22,* 135–156. http://doi.org/10.1177/1079063210363826

Williams, J. & Nelson-Gardell, D. (2012). Predicting resilience in sexually abused adolescents. *Child Abuse & Neglect, 36,* 53–63. http://doi.org/10.1016/j.chiabu.2011.07.004

World Health Organization. (1999). *Report of the consultation on child abuse prevention.* Geneva: World Health Organization.

World Health Organization. (2011). *Violence against women – Intimate partner and sexual violence against women.* Geneva: World Health Organization.

World Health Organization. (2012). *Understanding and addressing violence against women.* Geneva: World Health Organization.

World Health Organization. (2015). *International Statistical Classification of Diseases and Related Health Problems, 10th Revision (ICD-10).* Geneva: World Health Organization.

Worley, K.B., Church, J.K. & Clemmons, J.C. (2012). Parents of adolescents who have committed sexual offenses: Characteristics, challenges, and interventions. *Clinical child psychology and psychiatry, 17* (3), 433–448. http://doi.org/10.1177/1359104511417787

Worling, J.R., Litteljohn, A. & Bookalam, D. (2010). 20-year prospective follow-up study of specialized treatment for adolescents who offended sexually. *Behavioral Sciences and the Law, 28* (1), 46–57. http://doi.org/10.1002/bsl.912

Ybarra, M.L., Mitchell, K.J., Hamburger, M., Diener-West, M. & Leaf, P.J. (2011). X-rated material and perpetration of sexually aggressive behavior among children and adolescents: Is there a link? *Aggressive Behavior, 37,* 1–18.

Zajac, K., Ruggiero, K.J., Smith, D.W., Saunders, B. & Kilpatrick, D.G. (2006). Adolescent distress in traumatic stress research: Data from the National Survey of Adolescents-Replication. *Journal of Traumatic Stress, 24* (2), 226–229. http://doi.org/10.1002/jts.20621

Zehnder, D., Meuli, M. & Landolt, M. (2010). Effectiveness of a single-session early psychological intervention for children after road traffic accidents: a randomised controlled trial. *Child and Adolescent Psychiatry and Mental Health, 4,* 7. http://doi.org/10.1186/1753-2000-4-7

Zietlow, B. (2010). Sexueller Missbrauch in Fallzahlen der Kriminalstatistik. *Forum Sexualaufklärung und Familienplanung: Sexueller Missbrauch, 3,* 7–12.

Zimmermann, P., Neumann, A. & Celik, F. (2011). *Sexuelle Gewalt gegen Kinder in Familien.* München: Deutsches Jugendinstitut.

Anhang

Abkürzungsverzeichnis

ADHS	Aufmerksamkeitsdefizit-/Hyperaktivitätsstörung
AWMF	Arbeitsgemeinschaft der Wissenschaftlichen Medizinischen Fachgesellschaften
BDI	Beck-Depressions-Inventar
BGB	Bürgerliches Gesetzbuch
BMBF	Bundesministerium für Bildung und Forschung
BMFSFJ	Bundesministerium für Familie, Senioren, Frauen und Jugend
CATS	Child and Adolescent Trauma Screening Questionnaire
CBCL/6-18R	Child Behavior Checklist
CPTCI	Child Post-Traumatic Cognitions Inventory
CRIES	Children's Revised Impact of Event Scale
DSM-5	Diagnostic and Statistical Manual of Mental Disorders (5. Auflage)
DSM-IV-TR	Diagnostic and Statistical Manual of Mental Disorders (Textrevision der 4. Auflage)
E-KVT	Entwicklungsangepasste kognitive Verhaltenstherapie
EMDR	Eye Movement Desensitization Reprocessing
ETI-KJ	Essener Trauma-Inventar für Kinder und Jugendliche
GG	Grundgesetz
GKinD	Gesellschaft für Kinderkrankenhäuser und Kinderabteilungen in Deutschland e. V.
IBS-A-KJ	Interviews zu Belastungsstörungen bei Kindern und Jugendlichen zur Erfassung einer akuten Belastungsstörung
IBS-KJ	Interviews zu Belastungsstörungen bei Kindern und Jugendlichen
IBS-P-KJ	Interviews zu Belastungsstörungen bei Kindern und Jugendlichen. Interview zur Erfassung der posttraumatischen Belastungsstörung
ICD-10	Internationale statistische Klassifikation der Krankheiten und verwandter Gesundheitsprobleme (10. Auflage)
ICD-10-GM	Internationale statistische Klassifikation der Krankheiten und verwandter Gesundheitsprobleme (deutsche Fassung der 10. Auflage)
Kinder-DIPS	Diagnostisches Interview bei psychischen Störungen im Kindes- und Jugendalter
LKJP	Leitfaden Kinder- und Jugendpsychotherapie
MFGT	Multi-Family Group Therapy
NCTSN	National Child Traumatic Stress Network
PDS	Posttraumatic Stress Diagnostic Scale
PE-A	Prolonged Exposure for Adolescents
PTBS	Posttraumatische Belastungsstörung
PTSDSSI	PTBS-semistrukturiertes Interview mit Beobachtungsbogen für Säuglinge und Kleinkinder
RNR	Risk-Need-Responsivity-Prinzip

SAFE-T	Sexual Abuse Family Education and Treatment Program
SDQ	Strenghts and Difficulties Questionnaire
Tf-KVT	Traumafokussierte kognitive Verhaltenstherapie
TRF	Teacher‘s Report Form
TSK-10	Trauma-Screening-Fragebogen für Kinder
UCLA-PTSD-RI	University of California at Los Angeles Posttraumatic Stress Disorder Reaction Index
WHO	World Health Organization
YSR	Youth Self Report

Glossar

Beschuldigter
Tatverdächtiger; hier nicht im Sinne des Strafprozessrechts, d. h. im Buch wird sich nicht nur auf Personen, gegen die ein Ermittlungsverfahren eingeleitet wurde, bezogen.

Bundeskinderschutzgesetz
Das seit Januar 2012 in Kraft getretene Bundeskinderschutzgesetz umfasst Regelungen präventiver und interventiver Maßnahmen zum Schutz von Kindern und Jugendlichen. Unter die verschiedenen Regelungsbereiche fallen die gesetzliche Verankerung früher Hilfen mit Etablierung verlässlicher Netzwerke, die Stärkung der Handlungsrechte von Kindern und Jugendlichen, das Einhalten verbindlicher Standards in Einrichtungen der Kinder- und Jugendhilfe, die Erhöhung von Handlungs- und Rechtssicherheit für Akteure im Kinderschutz sowie das Erstellen von Kinder- und Jugendhilfestatistiken.

Disclosure
Der Prozess, der vom Schweigen über erlebten sexuellen Missbrauch zum Sprechen führt, wird in der internationalen Literatur als „Disclosure“ bezeichnet.

eminenzbasiert
Auf Expertenmeinung basierend; hier als Gegenbegriff zu evidenzbasiert verwendet.

Hands-Off-Taten
Sexuelle Übergriffe ohne direkten Körperkontakt wie Voyeurismus, Exhibitionismus, Involvierung in die Produktion oder Präsentation pornografischen Materials; Handlungen, die Kinderprostitution ermöglichen, aber auch verbale sexuelle Belästigungen (Leeb, Paulozzi, Melanson, Simon & Arias, 2008).

Hands-On-Taten
Sexuelle Übergriffe mit direktem Körperkontakt, wie Berührungen an Genitalien, Leistengegend, inneren Oberschenkeln, Anus und Brüsten, bis hin zur oralen, analen oder vaginalen Penetration durch den Täter bzw. die Täterin am Kind. Hierzu zählen auch Berührungen durch das Kind, die auf Verlangen des Täters bzw. der Täterin durchgeführt werden.

Homöostasemodell
Systemtheoretisches Erklärungsmodell zwischenmenschlicher Interaktion gemäß dem Familie als selbstregulierendes, nach Balance strebendes System aufgefasst wird, in welchem Beziehungen zwischen Familienmitgliedern stetig unter gegenseitig wechselwirkender Einflussnahme stehen (Jackson & Yalom, 1954). Das Homöostasemo-

dell beschreibt sexuellen Missbrauch als Ausdruck einer dysfunktionalen Familiendynamik und sieht somit keine ursächlichen Unterscheidungen in Täter bzw. Täterinnen und Betroffene oder Machtanalysen vor.

Insoweit erfahrene Fachkraft

Zur Einschätzung des Gefährdungsrisikos im Kontext einer vermuteten Kindeswohlgefährdung sieht das Bundeskinderschutzgesetz die Möglichkeit der fachlichen Beratung durch eine insoweit erfahrene Fachkraft des Jugendamts vor.

Inzest

Inzest bezieht sich auf den Beischlaf unter verwandten Personen, der bei Abstammungsbeziehungen (Großeltern, Kinder und Enkel) und auch unter volljährigen Geschwistern strafrechtlich verfolgbar ist. Der Gebrauch des Begriffs für Missbrauch innerhalb von Familien ist unzulänglich, da er eher den Liebesbeziehungsaspekt als die Ausübung sexueller Gewalt hervorhebt. Die Definition ist ausschließlich auf Geschlechtsverkehr gerichtet und schließt andere Formen sexueller Gewalt aus. Es werden zudem keine innerfamiliären Fälle ohne Blutsverwandtschaft berücksichtigt (Unabhängiger Beauftragter für Fragen des sexuellen Kindesmissbrauchs, 2015).

Kindesmisshandlung

Kindesmisshandlung ist eine nicht zufällige (bewusste oder unbewusste) gewaltsame körperliche und/oder seelische Schädigung, die in Familien oder Institutionen (z. B. Kindertagesstätten, Schulen, Heimen) geschieht und die zu Verletzungen, Entwicklungsverzögerungen oder sogar zum Tode führt und die somit das Wohl und die Rechte eines Kindes beeinträchtigt oder bedroht (Drucksache 10/4560 des Deutschen Bundestages 1986).

Kindesvernachlässigung

Vernachlässigung ist die andauernde oder wiederholte Unterlassung fürsorglichen Handelns durch Eltern/andere Betreuungspersonen, welches zur Sicherstellung der seelischen und körperlichen Versorgung des Kindes notwendig wäre (Schone, Gintzel, Jordan, Kalscheuer & Münder, 1997). Dies umfasst Versorgungsleistungen materieller, emotionaler als auch kognitiver Art.

OEG-Traumaambulanz

Traumaambulanz, die über das Opferentschädigungsgesetz finanziert wird. Opfer von Gewalttaten können hier rasch traumatherapeutische Interventionen erhalten.

Opferentschädigung

Wird eine Person Opfer einer Straftat, so ist der Staat unter bestimmten Voraussetzungen (gemäß dem Opferentschädigungsgesetz, OEG, geregelt) dafür verantwortlich, dem Betroffenen eine Entschädigung zu zahlen. Ziel des OEG ist die Wiederherstellung der körperlichen und psychischen Gesundheit des Betroffenen.

Opferentschädigungsgesetz (OEG)
Gesetzliche Regelung zur Entschädigung von Personen, die gesundheitlichen Schaden als Folge einer Gewalttat erlitten haben. Entschädigungen können in Form von Heilbehandlungs-, Renten- und Fürsorgeleistungen geltend gemacht werden.

Pädophilie
Pädophilie ist die Sexualpräferenz für das kindliche, vorpubertäre Körperschema (WHO, 2015).

Resilienz
Resilienz beschreibt die relative Widerstandsfähigkeit eines Individuums gegenüber erschwerenden Lebensbedingungen (Bender & Lösel, 2002). Im Folgekontext sexuellen Missbrauchs bezieht sich dies auf die verhältnismäßig gesunde Anpassungsfähigkeit eines Kindes ohne Nachweis psychopathologischer Befunde.

Schutzaltersgrenze
Im Sexualstrafrecht sind drei Schutzaltersgrenzen für betroffene Kinder und Jugendliche festgelegt. Innerhalb dieser Altersspannen werden sexuelle Übergriffe strafrechtlich geahndet. Die jeweiligen Tatbestände sind anhand der Schutzaltersgrenzen festgelegt. Die Schutzaltersgrenzen greifen für Kinder unter 14 Jahren gemäß § 176 StGB, bei sogenannten Schutzbefohlenen unter 16 bzw. 18 Jahren gemäß § 174 StGB sowie bei Jugendlichen bis Vollendung des 18. Lebensjahres gemäß § 182 StGB.

Schutzbefohlene
Schutzbefohlene sind all diejenigen Kinder und Jugendlichen, die unter Obhut eines Elternteils oder einer Autoritätsperson stehen. Gemäß § 174 StGB werden Schutzbefohlene nach Art des Obhutsverhältnisses in drei Personengruppen unterschieden: Erstere bilden Personen unter 16 Jahren im Erziehungs-, Ausbildungs- oder Betreuungsverhältnis. Die zweite Gruppe stellen Personen unter 18 Jahren, wenn sie zur Erziehung, Ausbildung oder Betreuung anvertraut oder in einem Dienst- und Arbeitsverhältnis untergeordnet sind und das damit verbundene Abhängigkeitsverhältnis missbraucht wird. Die dritte Gruppe Schutzbefohlener bilden angenommene oder leibliche Kinder unter 18 Jahren.

Sexuelle Gewalt
Gemäß der durch die Weltgesundheitsorganisation vorgegebenen Definition umfasst sexuelle Gewalt jegliche auf Zwang basierende sexuelle Handlung oder den Versuch zur Einholung dieser. Darunter fallen auch unge-

wollte verbale sexuelle Äußerungen oder Annäherungen, illegaler Handel mit-, oder sonstige Unternehmungen gegen die Sexualität einer Person. Dies gilt ungeachtet der Art von Beziehung zum Opfer und der Situation (WHO, 2011). Es gilt zu beachten, dass sexuelle Gewalt auch dann vorliegen kann, wenn keine bewusste Einwilligung zur Handlung möglich ist (WHO, 2012). Dies ist bei Kindern aufgrund ihres Entwicklungsstandes ausschließlich der Fall.

Sexueller Missbrauch Die versuchte oder vollzogene sexuelle Handlung oder sexuelle Kontaktaufnahme von Bezugs- und Betreuungspersonen gegenüber Kindern und Jugendlichen. Darunter fallen auch Aktionen ohne direkten Körperkontakt (Leeb, Paulozzi, Melanson, Simon & Arias, 2008).

Sexualstraftäter Die Einordnung als Sexualstraftäter wird nicht im Sinne einer psychopathologischen Diagnose gestellt, sondern nach juristischer Zuordnung aufgrund eines im Strafrechtlichen Gesetzbuches (StGB) festgelegen Tatbestandes vorgenommen (Beier, Bosinski & Loewit, 2005). Darunter fallen mitunter die im dreizehnten Abschnitt genannten Straftaten gegen die sexuelle Selbstbestimmung.

Sexualisiertes Verhalten Als sexualisiertes Verhalten werden sexuell auffällige Verhaltensweisen beschrieben. Häufig genannt werden exzessives Masturbieren, unangebrachtes verführerisches Verhalten, Wissen über Sexualität, das nicht dem Entwicklungsstand des Kindes entspricht, Aufgreifen sexueller Thematiken im Puppenspiel oder Penetration mit Gegenständen in After und Scheide (Schuhrke, 2002). Aufgrund großer Uneinigkeit vieler Experten über eine einheitliche Definition können die Autoren keine Verwendung dieses Begriffs empfehlen.

Sexting Dieser Neologismus aus „Sex“ und „Texting“ (Deutsch: „schreiben“) bezieht sich auf eines der Risiken digitaler Kommunikation unter Kinder und Jugendlichen. Beim Experimentieren mit der eigenen Selbstdarstellung im Internet überschreiten einige Kinder und Jugendliche bereitwillig die Grenzen ihrer eigenen Privatsphäre, indem sie Fotos mit erotischen oder explizit sexuellen Inhalten von sich selbst austauschen (Unabhängiger Beauftragter für Fragen des sexuellen Kindesmissbrauchs, 2015).

Täter

In der Forschungsliteratur wird unter „perpetrator" (Deutsch: „Täter") häufig die Person beschrieben, welche den Übergriff begangen hat. Der Täterbegriff bezieht sich somit auf eine angeschuldigte Person, unabhängig davon, ob der Übergriff nun im strafrechtlichen Sinne als Sexualstraftat eingeordnet werden kann.

Zeuge

Im Rahmen eines Zivilprozesses erbringt der geladene Zeuge Beweis durch Schilderung von Tatsachen, zu denen er vernommen wird (§ 373 ZPO). Er untersteht nach § 48 StPO der Aussagepflicht, sofern keine gesetzlich verankerte Ausnahmeregelung greift.